Christel Seligmann

REIKI mit Tieren

VERLAG PETER ERD · MÜNCHEN

Die Deutsche Bibliothek – CIP-Einheitsaufnahme

Seligmann, Christel:
REIKI mit Tieren / Christel Seligmann. – München: Erd, 1994
ISBN 3-8138-0348-1

Umwelthinweis:
Alle bedruckten Materialien dieses Buches sind chlorfrei
und umweltfreundlich.

Umschlaggestaltung: BKS Werbeagentur GmbH, Unterhaching
Fotos: Elke Raschke, Gero Schmiling

Satz: Utesch Satztechnik GmbH, Hamburg
Druck und Verarbeitung: S.GB Schauenburg Graphische Betriebe,
Schwanau
Printed in Germany
ISBN 3-8138-0348-1

Inhalt

Vorwort . . . 7
Widmung . . . 8
Einleitung . . . 11
Tiere und die REIKI-Einweihung . . . 15
Meine Hundedame und REIKI . . . 19
Sheila und die Kindergruppe . . . 23
Osterkälbchen . . . 26
Kontakt mit zwei Highland-Terriern . . . 29
Felix, das »Versuchskaninchen« . . . 30
Hummeln und Wespen . . . 31
Ente Gerda . . . 33
Auch Vampire schätzen REIKI . . . 36
Liebe Marei . . . 38
Das REIKI-Haus und die Mäuse-Episode . . . 40
Robbensterben in der Nordsee . . . 43
Moby Dick . . . 44
Zaunkönig Juniors Besuch im Haus . . . 45
Poldi . . . 46
Eine Makrameemaske beginnt zu leben . . . 47
Dogge Sheila wird ein Schoßhund . . . 48
Mein neuer Kontakt zu Spinnen . . . 49
Freundliche Wespen . . . 50
Der Gartenteich . . . 52
Narkose und REIKI . . . 54
Kater »Großes Feuer« und die REIKI-Kraft . . . 56
Poldi, der Ausflügler . . . 59
Poldi und die REIKI-Symbole . . . 63
Heathclift und Inges zweiter Grad . . . 65
Sandras Erlebnisse . . . 67
Gina . . . 70

Daisy und Flöhchen 73
Li Ming 74
Statt einschläfern – Reiki 1. Grad 78
REIKI bei unseren Haustieren 81
Hunde 81
Katzen 84
Käfigvögel 87
Wildvögel – Wasservögel 88
Zugvögel 88
Hühner 89
Enten 90
Fische 93
Hausschaf 94
Kühe 95
Pferde 98
Wie reagieren Tiere auf die REIKI-Einweihung? 101
Schlußwort 105

Vorwort

REIKI ist eine Methode zur universalen Anwendung. Viele REIKI-PraktikerInnen kamen in erster Linie in die Kurse, um ihren Tieren helfen zu können. So wendet sich dieses Buch an die Menschen, die sich dem Tierschutz zuwenden, die Tiere nicht als eine Sache betrachten, sondern als Schöpfung.

Das Buch wendet sich auch an diejenigen, die durch REIKI und über die Tiere wieder Zugang zu sich selbst und den Menschen fanden.

Mögen durch die Erlebnisberichte noch viele Menschen den Weg zu REIKI finden, sich damit liebevoll in den Dienst an Mutter Erde stellen und sich dabei selbst entdecken. *Tiere sind wunderbare Lehrer!*

Christel Seligmann
Esenshamm im Herbst 1993

Widmung

Ich möchte dieses Buch den Tieren widmen, die mein Leben bis heute begleiteten und die mich die Ehrfurcht vor allem Lebendigen lehrten. Da ist der Boxerrüde Bobby, Begleiter meiner Baby- und Kleinkindzeit während des Krieges. Er ging nicht mit auf die Flucht. Eines Tages war er verschollen.

Mischlingsrüde Purzel mit seinem Unfug. Er lud mich als Erstkläßlerin zu vielen Streichen mit meinen Geschwistern ein. Er starb an Staupe, weil wir kein Geld hatten, ihn impfen zu lassen.

Boxerrüde Basco, der knuffige Schlittenzieher in seiner hingebungsvollen Liebe zu mir als Sextanerin. Du hattest einen anderen Besitzer, der dich an die Kette legte, weil du lieber die Armut bei uns teiltest, statt sein prachtvolles Haus zu bewachen.

Katzen Schwarzweißchen und Mummeline. Meine Schularbeiten machte ich in eurer Gesellschaft nahezu schnurrend. Dich, Mummeline, ließen wir in guten Händen, als die Familie fortzog.

Ein langes Leben war dir, Schwarzweißchen, beschert. Du zogst mit uns vom Norden, wo du geboren warst, in die Pfalz, von dort nach Starnberg und wieder zurück in die Pfalz. Ich war bereits erwachsen, als wir dich im Wald unter einem hohen Baum zur Ruhe legten.

Kätzchen Minette, du zeigtest mir, daß ich durchaus auch ein schmusendes Mädchen sein konnte. Du warst Papas Liebling, und als er starb, bist auch du gegangen.

Tommi, ein kleiner Mischlingsrüde von den kanarischen Inseln. Meine Kinder hatten in dir den verschworenen Freund und ich den besten Babysitter der Welt. Du starbst so elend – vergiftet von Menschenhand.

Mrs. Peasli, eine eigenwillige Katzendame. Du und Tommi, ihr wart ein interessantes Gespann. 13 Jahre schenktest du uns. Du gingst an einem Pfingstsonntag in einem langen Kampf nach einer Krebserkrankung.

Tweety. Als kaum befiedertes Entchen kamst du zu uns ins Haus. Wurdest im Kinderzimmer von Boris aufgezogen. Deine Liebe zu uns schenkte uns unvergessene Erlebnisse. Ich glaube, du warst die einzige Ente, die nicht schwimmen konnte. Nie lerntest du, dein Federkleid zu fetten. Du gingst unter wie ein vollgesogener Schwamm. In einem Kampf mit einem Ganter warst du unterlegen.

Die Doggenhündin Sheila, die geliebte treue Gefährtin auf dem oft schweren Weg zu mir selbst. Du, mit deinem schönen Panda-Kleid, vereintest die Wesenszüge aller unserer Tiere zur Heilung der Menschen. Den Erlebnissen mit dir sind einige Seiten dieses Buches besonders gewidmet. Du gingst von mir und bist trotzdem immer da.

Kleiner Wellensittich Poldi. Deine Sprüche und dein lustiges Wesen entzückten Kinder und Erwachsene. Auch von dir gibt es Geschichten in diesem Buch.

Poldi und Sheila, ihr wart die hervorragendsten Assistenten und Heiler in meinen REIKI-Klassen.

Nach dem Gehen von Sheila und Poldi bereicherten wiederum Tiere ab Sommer 1990 unser Heim.

Sittich-Pärchen Eagle und Fido. Hervorragend demonstriert ihr zärtliche Liebe, aber auch klare Auseinandersetzungen.

Kater Heathclift, du kamst zu uns am Tag nach Sheilas Tod. Du bist ein so sonniges, weiches Schmusetier und vermittelst uns sanfte Nähe. In den Gruppen bist du heißgeliebt und wirst von allen Menschen zärtlich umhegt.

Katerchen Dai, das in deinen Därmen wütende Feuer, dein schlimmer Schnupfen und deine Stummheit führten dich spontan zu mir, damit dir meine Hände Heilung bringen. Ich nahm dich von einem Bauernhof mit in ein neues Zuhause.

Danke möchte ich aber auch all den Tieren sagen, die Gäste in meinem Haus waren, die kurzzeitig hier den Menschen anders kennenlernten und zurückkehrten in die freie Natur. Igel, Drosseln, Schwalben, Enten, verletzte oder geschwächte Gartentiere.

Auch dir, Mutter Erde, danke ich dafür, daß du mir immer wieder deine Tierkinder anvertraust.

Einleitung

Viele schöne REIKI-Bücher gibt es inzwischen. Jedes spricht einen anderen Kreis Leser an.

Eines haben all diese Bücher gemeinsam: tiefe Liebe und Achtung zu allem Leben und seinem Schöpfer, wie auch immer jeder einzelne diese Kraft auch nennen mag – Natur, Kosmos, Universum, Buddha, Allah, Gott.

Der skeptische Leser von REIKI-Büchern mag vielleicht viele Vermutungen anstellen, warum die REIKI-Kraft bei Menschen so tiefgreifende Wirkungen und Heilerfolge zeigt. Von den Tieren jedoch wird REIKI frei von jeglichen gesellschaftlichen oder religiösen Einstellungen schlicht und einfach angenommen. Das Tier, schon gar nicht die wildlebenden Artgenossen, läßt sich nicht in irgendeiner Weise durch Glauben beeinflussen oder heilen. Kein Hund, keine Katze, Pferd, Rind, oder welches Haustier wir auch nehmen, wird uns zuliebe Schmerzfreiheit, schnelle Wundheilung, Wohlbefinden oder völlige Entspanntheit »spielen«, um unsere Erwartungshaltung zu befriedigen, oder weil *wir* an etwas glauben. Das Tier wird uns immer echt gegenübertreten.

Bei Müdigkeit wird es sich hinlegen, ob ich es nun will oder nicht. Es wird mir deutlich machen, daß es jetzt in Ruhe gelassen werden möchte. Ist es sauer, sind die Reaktionen nicht zu übersehen. Seinen Ärger wird es uns mit gefletschten Zähnen, gesträubten Nackenhaaren, Knurren, Kratzen oder Beißen kundtun. Auch Trauer und Kummer zeigt uns das Tier. Es ist dann apathisch, das Fressen bleibt nahezu unberührt, Fell und Augen sind matt und glanzlos.

Wer kennt nicht auch die überschwengliche Freude unserer vierbeinigen Gefährten. Der Hund, der bellend und wie ein Gummiball hüpfend Herrchen oder Frauchen begrüßt. Das

Pferd, das liebevoll den Ärmel anknabbert, holt es sein Reiter aus dem Stall. Die Katze, die wohlig schnurrend auf unserem Schoß liegt und mit ihren Pfoten den Milchtritt macht, ist mit dem Menschen in Harmonie. Vögel, die ihre Freude ausdrükken durch lautes Krakeelen und Singen, wenn der geliebte Mensch in ihre Nähe kommt.

Tiere reagieren auf die REIKI-Gabe völlig unverfälscht, natürlich und echt. Sie genießen die gebenden Hände und zeigen uns genau, wo ihnen REIKI wohltut.

Vielleicht magst du jetzt sagen: »Jedes Tier will von seinem Besitzer liebevoll behandelt werden.« Sicher, das ist richtig, das ist ein natürliches Bedürfnis. Nur eigenartigerweise lassen sich auch sehr scheue Tiere schnell auf eine Berührung der REIKI-Hände ein, was dann wiederum deren Halter mehr als verblüfft.

Den Tieren ist es fremd, Krankheiten zu simulieren oder Freundlichkeit zu heucheln. Ein verletztes Wildtier hat mehr Chancen, wieder gesund in seinen Lebensraum zurückzukehren, wenn es von einem Menschen mit REIKI-Händen gefunden und betreut wird.

Tierärzte kennen die Wirkung von Schock. Oft sind es nicht die Verletzungen, an denen das Tier verendet. Es ist der verursachte Streß durch Menschenhand, die tiefsitzende Angst, die dann den Schocktod auslöst.

REIKI stoppt die Produktion des Fluchthormons und läßt Entspannung eintreten. Jetzt hat der Tierarzt die Möglichkeit, den Patienten medizinisch zu versorgen. Deine REIKI-Hände werden ihr übriges tun. Schnell findet das Wildtier Vertrauen und läßt sich berühren.

Mein Buch handelt von REIKI mit Tieren. Es soll vielen REIKI-Freunden und auch -Interessierten Gelegenheit geben, etwas für die Tierwelt zu tun. Die hier gesammelten Berichte von Schülern möchte ich den Menschen zum Geschenk machen.

Während des Schreibens defilierten all meine Tiere im Geiste an mir vorbei. Ich fühlte noch einmal den tiefen Dank an die Zeit unserer Gemeinsamkeit sowie an all das, was ich von ihnen erfahren und lernen durfte. So ist dieses Buch eine Ermunterung für dich, REIKI in seiner Universalität für dein Sein wirklich in seiner unbegrenzten Vielfältigkeit lebendig zu erfahren.

Darin begleite ich dich, der du mich kennst, aber auch dich, der du dich mit mir in dieser sanften und heilenden Energie verbunden fühlst.

Ich begleite dich auch darin, dich mit REIKI noch stärker in die Arbeit mit Tieren einzubringen, dich darin zu erweitern. Wieviel Freude und innere Zufriedenheit es schenkt, weißt du.

Auf den nächsten Seiten findest du die Bilder der REIKI-Großmeister. Es ist mein Dank an sie für ihre Hingabe und Liebe, die uns alle, die wir REIKI praktizieren, weiter begleiten.

Ersparen möchte ich euch und auch mir die Historie. Die Geschichte kennst du von deinem REIKI-Meister, und sicherlich hast du sie auch in anderen Büchern gelesen.

Ich möchte dir Erfahrungsberichte zu lesen geben, Gefühle und Dankbarkeit der Menschen, die REIKI an Tiere geben konnten zur Heilung, Harmonisierung, Ruhigstellung oder im Sterben. Immer war es ein Austausch von Geben und Empfangen, und die Menschen fanden ebenso Heilung in ihren Gefühlen – Heilung, die von dem Tier zurückkam.

Vielleicht mögen dir eine ganze Reihe der Berichte nicht »sensationell« genug sein. Mir geht es nicht darum, von Wunderheilungen oder sensationellen Erfolgen zu berichten, vielmehr möchte ich das wiedergeben, was sich durch die REIKI-Kraft bei Mensch und Tier vollzieht.

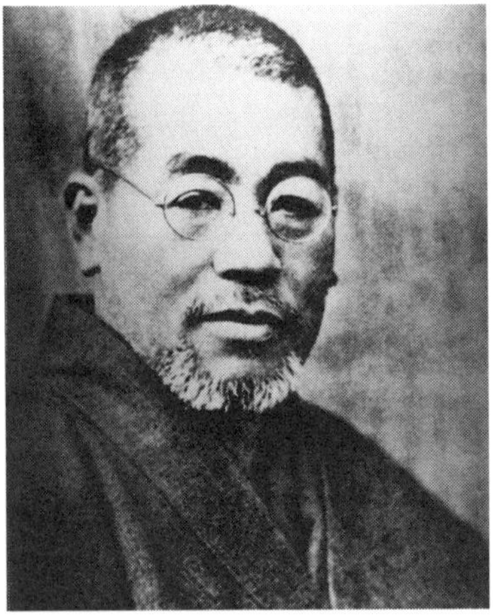

Dr. Usui, Begründer des Usui-Systems natürlicher Heilung

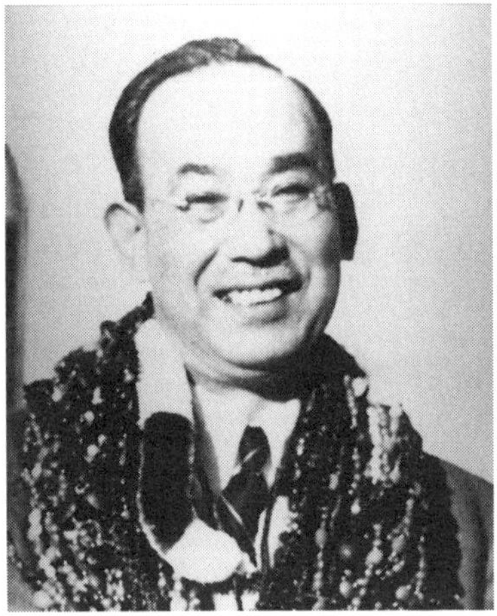

Dr. Hayashi, 2. Großmeister des Usui-Systems

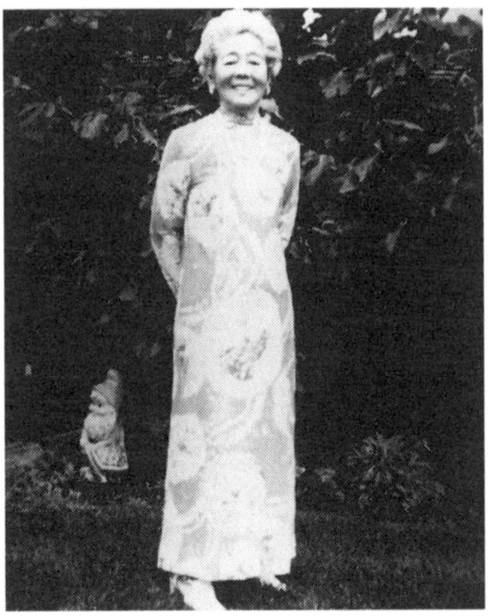

Frau Takata, 3. Großmeisterin des Usui-Systems. Frau Takata brachte REIKI über die USA zu uns.

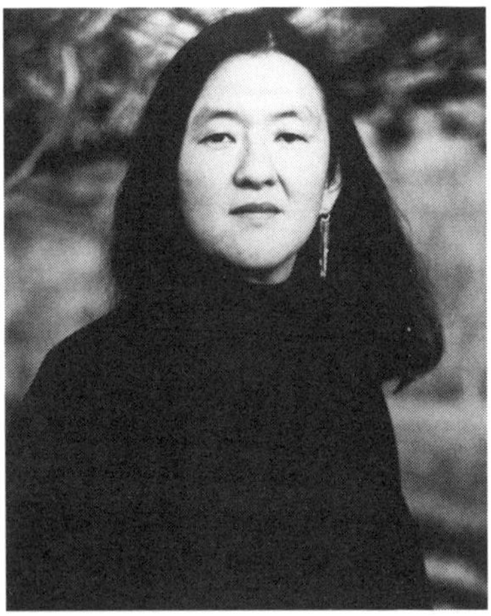

Phyllis Lei Furomoto, 4. Großmeisterin des Usui-Systems. Sie gab REIKI frei für »Meister weihen Meister ein«.

Tiere und die REIKI-Einweihung

Ich habe Tiere erlebt, die absolut REIKI lebten, wie meine Doggenhündin Sheila und der Wellensittich Poldi, der meinem Sohn gehörte, oder jetzt die Kater Heathclift und Daihuo. Diese Tiere wurden durch ihre Verbundenheit mit der einweihenden Kraft wahre REIKI-Geber.

Vielleicht klingt das in deinen Ohren vermessen, für mich ist es jedoch gelebte und erfahrene Wahrheit.

Auch Tiere können REIKI geben!

Nur der Mensch setzt der Universalen Lebensenergie, die wir REIKI nennen, Grenzen, weil nicht sein kann, was nach unserer Auffassung, unseren Glaubenssätzen, unserer Wissenschaft nicht sein darf.

Es mag sein, daß die Einweihung von Tieren von etlichen REIKI-Meistern abgelehnt wird. REIKI ist keine starre Energie. Sie ist das Leben selbst, und je mehr Menschen bereit sind, in die Unbegrenztheit zu gehen, sich trauen, Bereiche zu betreten, die neu sind, desto mehr wird REIKI sich erweitern können. Universale Lebensenergie, das ist nicht etwas, was nur auf Menschen übertragbar ist, darin ist die ganze Schöpfung eingebunden.

Wir sind es, die dem Gottesgeschöpf Tier absprechen, heilende Liebe und REIKI geben zu können. Wir stellen uns als das Non-Plus-Ultra der Schöpfung dar. Sind wir es wirklich in unserer Überheblichkeit?

So scheue ich mich nicht, ein Tier zusammen mit dem Menschen, mit dem es gekommen ist, einzuweihen. Das Tier entscheidet selbst, ob es während der Einweihung im Raum bleiben möchte oder nicht. Meine Tiere haben sich die REIKI-Einweihung selbst geholt. Ganz selbstverständlich blieben sie während der Zeremonie meiner Kinder und meiner

Mutter bei uns. Sheila stellte sich zwischen die Kinder und mich und legte den Kopf in den Schoß meiner Mutter. Ich hatte keine Probleme damit, diesem schönen Tier die stumme Bitte zu erfüllen und es in ähnlicher Form zu initiieren wie einen Menschen. Sittich Poldi weihte sich ein, indem er während der ganzen Zeremonie leise gurrend auf meiner Schulter sitzen blieb.

Ist das in euren Ohren eine Provokation oder Ketzerei? Mag sein. Für mich nicht. Ich sehe hier immer wieder den heiligen Franz von Assisi vor mir, obwohl ich nicht Katholikin bin. Er öffnete sein Gotteshaus den Tieren. Die Naturvölker leben noch in Einheit mit den Tieren, wir erheben uns über die Tiere und degradieren sie zu Vieh oder zu einer Sache.

Vielleicht sagst du, daß das Tier in seiner Evolution hinter dem Menschen steht. Steht es wirklich dort? Ich wage es zu bezweifeln. Kein Tier würde die Erde, sein Zuhause derart verwüsten und schänden, wie wir es tun. Kein Tier würde aus Machtgelüsten oder Habgier ein anderes ausschalten.

Ich werde nie einem Tier die Einweihung verwehren, gesellt es sich dazu. Dann wird ihm Raum zugestanden, und es bereichert unseren Planeten.

Tiere, die sehr eng mit bereits bewußten und »erwachten« Menschen zusammenleben, vollziehen einen riesigen Evolutionsprozeß. Sie beginnen sich aus dem Kollektiv-Bewußtsein ihrer Art herauszulösen und streben das individuelle Bewußtsein der Mensch-Werdung an.

REIKI wurde uns auch als eine Methode der universalen Bewußtseins-Erweiterung gegeben. Wollen wir aus Hochmut REIKI den Tieren verwehren?

Nicht alle Tiere um uns herum holen oder erbitten sich die REIKI-Einweihung. Das ist ein individueller Prozeß genau wie bei den Menschen. Es ist ein ganz großes und kostbares

Geschenk, wenn ein Tier bereit ist, selbst zum REIKI-Praktiker zu werden.

REIKI-MeisterInnen, die immer Tiere um sich herum haben, werden ähnliche Erfahrungen gemacht haben wie ich.

Die einzelnen Berichte werde ich – wenn es notwendig ist – aus meiner Sicht als REIKI-Meisterin begleitend kommentieren und dem Leser/der Leserin Anregungen und Tips zum Ausprobieren anbieten.

Lieber Tierfreund und REIKI-Praktizierende/r, bei manchen Berichten kann ich deine Skepsis und auch deine Zweifel nachfühlen. Laß dich davon nicht beirren. Nur deine eigene Erfahrung wird das, was du hier liest, in dir zur Wahrheit werden lassen. Je tiefer du dich auf die Energie einläßt, um so mehr wirst du mit dem, was dir über REIKI begegnet, wachsen.

Dein Vertrauen in das Wirken der Universalen Lebensenergie wird dich mit Bereichen deines Seins in Verbindung bringen, die du anfänglich angezweifelt hast. Dein Leben hat dich in der Vergangenheit in ein bestimmtes Muster hineingeformt, nämlich so zu denken, so zu sehen, so zu empfinden, wie die meisten Menschen. Mir ging es nicht viel anders. Anfangs war ich auch häufig geneigt, die Dinge, die ich erfuhr, dem Zufall zuzuschreiben oder mir eine andere Erklärung dafür zu geben, bis ich langsam begriff, daß es REIKI war. Ich ging mehr und mehr dazu über, mein altes Denken und Erklärenwollen abzulegen.

Ja, es schmerzt, wenn ich einen »kleinen Bruder« verabschieden muß, den ich mit REIKI betreute. Oftmals erkenne ich erst viel später, was mir dieses Wesen zeigen wollte.

Wir sprechen den Tieren ein Bewußtsein ab. Es ist nicht das Bewußtsein, wie wir es leben; ihres ist noch ursprünglich. Wir haben dieses Ursprüngliche, das mit der Natur Verbundene, inzwischen wegzivilisiert. Die Tiere erinnern uns wieder daran. So schaffen sie häufig die Brücke des Verstehens zu einem liebevolleren Miteinander im Schöpfungsplan.

Meine Hundedame und REIKI

Meine Dogge Sheila hatte fünf zauberhafte Babies, die unter ganz extremen Bedingungen zur Welt kamen. Damals hatte ich noch kein REIKI. Es dauerte fast vierundzwanzig Stunden, bis das letzte Junge da war. Die Babies lagen quer zum Geburtskanal, und die Fruchtblasen stülpten sich davor, so daß die drei letzten Hundekinder per Hand gedreht werden mußten.

Von dieser so schweren Entbindung hatte sich Sheila nie richtig erholt. Sie kränkelte lange mit einer schweren Gebärmutterentzündung, so daß ich mich dann ein Jahr später entschloß, sie operieren zu lassen. Nach diesem Eingriff war sie trotzdem immer noch nicht ganz gesund. Sie zitterte, wenn sie sich hinlegte, als hätte sie Schmerzen. Auch das Aufstehen bereitete ihr Mühe.

Als ich dann den 1. REIKI-Grad hatte, gehörte Sheila natürlich zu meinen ersten REIKI-Empfängerinnen. Sie bekam täglich diese Energie. Anfänglich bemerkte ich die Veränderung mit ihr nicht richtig. Mein eigenes Leben war nach der Trennung von meinem Mann noch sehr ungeordnet. Es ging auf den Dezember zu. Sheila wurde immer phlegmatischer. Ich führte es zunächst darauf zurück, daß ich keine rechte Zeit hatte, mich ihr zu widmen. Ich hatte einen Fulltime-Job und glaubte, Sheila würde mir das übelnehmen. Ihr Zustand wurde immer seltsamer. Kam sie sonst noch überschwenglich zur Begrüßung angelaufen, wenn ich abends heimkam, blieb sie jetzt auf ihrem Lager und wedelte müde mit dem Schwanz. Sie hörte auch auf, morgens ihr Futter zu nehmen. Ich gab intensiver REIKI, doch der Zustand wurde immer ernster. Wir probierten alles mögliche mit ihr, bis sie nicht einmal mehr fähig war, im Garten ihre Notdurft zu verrichten. Das war der Zeitpunkt, den Tierarzt zu rufen. Sheila war schon so geschwächt, daß wir sie zum Auto tragen mußten.

In der Praxis kam sie sofort an den Dauertropf. Ich nahm Urlaub, um bei ihr bleiben zu können. Die Kinder – sie hatten Weihnachtsferien – und ich hielten abwechselnd bei ihr Wache. Für die wenigen Nachtstunden nahmen wir Sheila mit nach Hause und fuhren morgens wieder in die Praxis. Wenn ich »Dienst« hatte, bekam sie Dauer-REIKI. Eine Laboruntersuchung von der Veterinärmedizin Hannover ergab die Diagnose »Rückenmarkkrebs«. Sheila war bereits drei Wochen in Behandlung, lag aber schon sechs Wochen. Sie war nur noch Haut und Knochen, hatte aber eigenartigerweise ein ganz glänzendes Fell. Der Tierarzt riet zum Einschläfern.

Aber ich fühlte keinen Tod, wenn ich sie berührte. Also wandte ich mich hilfesuchend an REIKI-Leute, deren Anschrift ich im Buch von Bodo Baginski fand, Ingrid und Hans-Jürgen Regge mit dem Hilfsring in Hamburg. Beide hatten den 2. Grad. Sie waren sofort bereit, Hilfe zu geben. Ich vertraute darauf, daß im Universum alles möglich ist, sandte den beiden mein Foto, da ich von Sheila keines greifbar hatte, und verabredete eine tägliche Fernbehandlung auf mich; da ich Sheila selbst behandelte, konnte ich die mir gesandte zusätzliche Energie an ihren Körper abgeben. Wir haben etwa zehn dieser Kombi-Behandlungen gemacht.

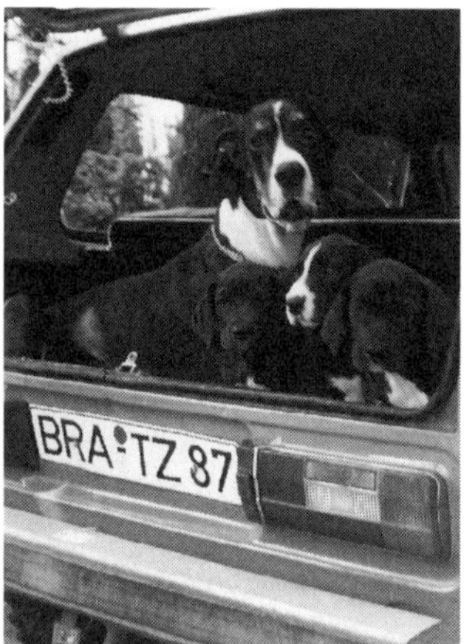

Sheila und drei ihrer Kinder

Der Tierarzt kam täglich ins Haus und spritzte Aufbaumittel. Während dieser Behandlungen von Ingrid, Hans-Jürgen und mir wuchs auf Sheilas rechtem Hinterschenkel eine dicke Beule. Der Tierarzt bezeichnete sie als »Liegebeule«. Faßte ich diese Stelle an, flutete enorme Hitze zurück.

Eines Mittags – inzwischen mußte ich wieder zur Arbeit und fuhr zum Füttern in der Mittagspause nach Hause – hatte sich ein Teil des Fells über dieser Beule gelöst, dicker Eiter quoll heraus. Irgendwie mußte ich Sheila helfen. Ich kochte eines meiner Linolschnittmesser aus, säuberte die Stelle mit Seifenlösung und schnitt den gesamten noch festen Felldeckel ab. Ein Riesentrichter mit verwestem Gewebe und Eiter zeigte sich. So gut es ging, habe ich das Tier verbunden. Abends fuhr ich dann zum Doktor, damit die große Wunde chirurgisch richtig versorgt werden konnte. Der Tierarzt schüttelte nur den Kopf über meine »Unvernunft«, der Quälerei nicht ein Ende bereiten zu wollen. Ich nahm Sheila wieder mit nach Hause, legte meinen Schlafsack an ihr Lager und verbrachte nun auch die Nächte bei ihr, die Hände immer auf ihrem Körper.

Inzwischen war der Januar vergangen. Die ersten Tage des Februar ebenfalls. Tierärztlich mußte ich weitere Behandlungen streichen, mein Konto verkraftete es nicht mehr. So legte ich alles voller Vertrauen in die Hände Gottes und war bereit, Sheila gehen zu lassen, sobald sie es mir vermittelte.

Am 12. Februar – wieder fuhr ich mittags zum Füttern und Verbinden heim – kroch mir ein völlig abgemagertes, schwanzwedelndes Hundemädchen entgegen. Weinend habe ich mich zu ihr niedergebeugt und sie in die Arme geschlossen.

Von da ab fraß sie wieder kleine Mengen allein, nahm Wasser zu sich und wurde von Tag zu Tag mobiler. Geblieben ist zur Erinnerung die OP-Narbe ohne Fell.

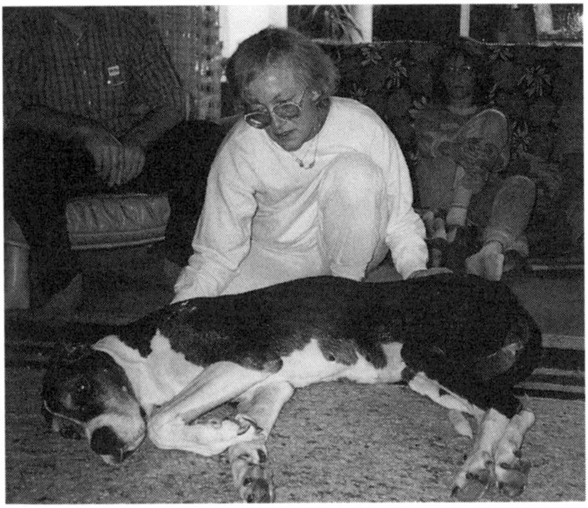

Sheila läßt sich von mir während einer Gruppe im Frühjahr 1990 mit REIKI betreuen.

Sheila ist mit ihren acht Jahren eine betagte Doggen-Dame (diese Rasse wird oft nur sieben oder acht Jahre alt), doch sie spielt und tobt wieder wie ein junger Hund.

Und noch etwas hat REIKI bewirkt. Sheila war noch vor drei Jahren aggressiv jedem Fremden gegenüber, fast schon feindselig. Heute erlebe ich einen liebevollen Hund, den ich schon zurücknehmen muß, weil sie meine REIKI-Klienten mit ihrer Zuneigung überschüttet.

Mein Tierarzt steht vor einem Rätsel. Von REIKI habe ich ihm erzählt, aber er kann es für sich nicht annehmen.

Sheila und die Kindergruppe

Vom 20.–22. Juli 1990 hatte ich eine gemischte Gruppe mit Kindern. Das kleinste war fünf Jahre alt, das älteste zwölf, dazwischen die Elternteile der Kinder, die schon REIKI hatten, und einige Erwachsene. Es war sehr heiß, und es wehte ein heftiger Wind, fast wie die Passatwinde.

Sheila war nun schon im zehnten Lebensjahr, doch mit Beginn des Jahres 1990 verschlechterte sich ihr Zustand mehr und mehr. Der Krebs zerstörte ihren Körper sichtbar. Der gesamte Wohnbereich war mit Folie und Tüchern ausgelegt, denn oft schaffte sie es nicht mehr rechtzeitig, in den Garten zu kommen. Doch immer wenn ich meinte, nun müsse ich wirklich den Tierarzt zum Einschläfern holen, zeigte mir Sheila deutlich, daß sie den Tag ihres Gehens allein bestimmen wollte. Dann kam das Wochenende mit den Kindern.

Am Freitagabend war Sheila ständig in der Gruppe und bekam REIKI sowohl von den Kindern als auch von den Erwachsenen. Irgend etwas war anders als sonst. Da ich aber mit dem Unterricht sehr eingebunden war, schweiften meine Gedanken immer wieder von ihr ab. Der Samstagvormittag verlief ähnlich. Sheila holte sich ihr REIKI quasi als Dauerversorgung. Nach der Mittagspause verließ sie die Wohnung und hielt sich im Garten auf. Sie lag in der Sonne. Dort draußen im Garten erhielt sie dann von den Elternteilen der Kinder REIKI. Der Gruppentag ging zu Ende, doch Sheila war nicht zu bewegen, ins Haus zurückzukehren. Wir hatten Vollmond. Der Garten war hell erleuchtet. Sie stand da, und es war ihr anzusehen, daß sie große Schmerzen hatte. Mit viel Überredung und sanftem Druck holte ich sie ins Haus. Ich fühlte in mir selbst den großen Schmerz, als sie sich stöhnend auf ihr Lager legte. Noch etwa dreißig Minuten gab ich ihr REIKI, dann ging ich zu Bett. In der Nacht wurde ich wach. Mein Blick ging zum Fenster, und ich sah meine treue Gefährtin im Mondlicht stehen. Da wußte ich, daß sie bereits den Kontakt nach drüben aufgenommen hatte, und ich ließ es zu, daß sie sich im Freien aufhielt. Ich brachte ihre dicke Steppdecke in den Garten, freiwillig legte sie sich hin. Mit einer weiteren Decke schützte ich sie vor dem Wind.

Der Sonntag brach an, die Gruppe würde heute beendet sein. Ich erläuterte Kindern und Erwachsenen, daß Sheila sich vorbereitet, heute zu gehen. Ganz natürlich und ohne Sentimentalität konnten die Kinder mit dieser Nachricht umgehen. Immer wieder verließen sie die Gruppe, begaben sich zu dem Tier und legten ihre kleinen Hände auf. Während einer Pause war die ganze Gruppe um Sheila versammelt. Die Kinder gaben am Kopf REIKI, meine Tochter Stefanie saß an der Seite, ich ihr gegenüber. Nahezu gleichzeitig wandten die Kinder ihre Blicke in den großen Pflaumenbaum. Die kleine Anne (fünf Jahre) zeigte in den Wipfel und sagte: »Schau mal Christel, da sitzt ein Engel, und der nimmt Sheila gleich in seine Arme.« Ich fühlte nur die Nähe eines Lichtwesens, konnte es jedoch nicht sehen. Auch Stefanie schaute auf, nickte, und Tränen rollten über ihr Gesicht. Auch mir standen die Tränen in den Augen.

Inzwischen hatte ich ein Raster aus Kristallen um Sheila gelegt, sie sollten ihr den Löseprozeß vereinfachen. Der Tierarzt war informiert. Er kam ziemlich ruppig an, zog sein Spritzbesteck aus der Tasche und setzte die Nadel an. Doch es war schon nicht mehr nötig. In dem Moment als der Arzt eintraf, schaute Sheila mich noch einmal mit ihren wunderschönen Augen an. Ich fühlte ihre große Liebe. Mit einem tiefen Seufzer ging sie. Der von Anne gesehene Engel nahm mein Hundemädchen in seine Arme und trug es ins Licht.

Sheila ging an einem ganz besonderen Tag. Am 22. Juli 1990

fielen Sonnen- und Mondfinsternis zusammen. Sie hatte sich den Tag selbst ausgesucht. Umhüllt in REIKI, begleitet von vielen liebevollen Menschen. Ihr Sterben schenkte uns allen ein tiefgreifendes Erlebnis über das Leben danach. Für die REIKI-Kinder war es eine Unterrichtsstunde, die nur das Leben selbst uns schenken kann. Dir, meine liebe Sheila, danke ich dafür.

Ihren Körper legten wir in der Nähe des Hauses zur Ruhe. Heute ist dort ein Rundbeet mit Rosen.

Ich empfinde unendlich viel Dankbarkeit für dieses Geschöpf. In der Nacht vom 22. auf den 23. 7. 1990 war sie dann noch einmal bei mir. Sie weckte mich und bat mich zuzuhören. Sie wollte mir ihre Geschichte erzählen, wie aus Lin Yü, dem kleinen Pandabären-Mädchen, Sheila wurde und wie sich ihr weiterer Weg entwickeln wird. Die Geschichte von Sheila-Lin Yü habe ich in »Träumers Reise« aufgeschrieben.

Osterkälbchen

In unseren Breiten wird am Ostersonntag abends das Osterfeuer angezündet. Diese Tradition pflegen auch Freunde von mir auf dem zu ihrem Hof gehörenden Land. Ich hatte ganz frisch den 2. REIKI-Grad. Dieser Ostersonntag war nieselig und grau, das Land vom Regen aufgeweicht. Ich hatte wenig Lust, mit Gummistiefeln im Matsch herumzustapfen und mit den Leuten zu schwatzen.

Meine Freunde wußten von REIKI, und so fragte ich, ob ich einige Zeit im Stall verbringen dürfte. Dem Bauern war es recht, jetzt war jemand bei den Kühen, die an diesem Tag oder in dieser Nacht kalben sollten. Er sagte mir, worauf ich achten sollte, um ihn gleich zu benachrichtigen, denn beide Tiere waren Fälle für den Tierarzt. Ich watete also durch den Schlamm zum Stall. Hier war es warm, und das Wiederkäuen der Tiere, das Klirren der Ketten, das Schnauben der noch im Stall wohnenden Pferde ließ in mir ein tiefes Gefühl von Ruhe und Frieden entstehen.

Ich hatte als Stadtmensch von Kälbergeburten keine Ahnung. So setzte ich mich vor die Boxen ins Stroh und gab den beiden Muttertieren Fern-REIKI. Die bisher nach meiner Meinung recht nervösen Kühe wurden zusehends ruhiger. Manchmal muhten sie leise. Ich weiß nicht, wie lange ich im Stall war, schätzungsweise eine bis anderthalb Stunden. Ich blickte aus meinem Fern-REIKI auf, da lagen die beiden Kälbchen im Stroh, wurden liebevoll von der Mutter abgeleckt. Ich erweiterte mein REIKI auf die beiden Neugeborenen. Mütter und Kinder blickten mich mit ihren großen, dunklen Augen an. In mir war unsagbare Freude, so daß ich am liebsten die Tiere umarmt hätte. Kein Tierarzt war vonnöten, der mit seinen rauhen Händen diesen wunderschönen Akt gestört hätte.

Mein Freund nannte das Kuhkälbchen spontan »Christel«.
Wenig später habe ich dann die zugekauften Kälber, die an einer schlimmen Kälberseuche litten, mit REIKI betreut. Keines der Tiere mußte sterben.

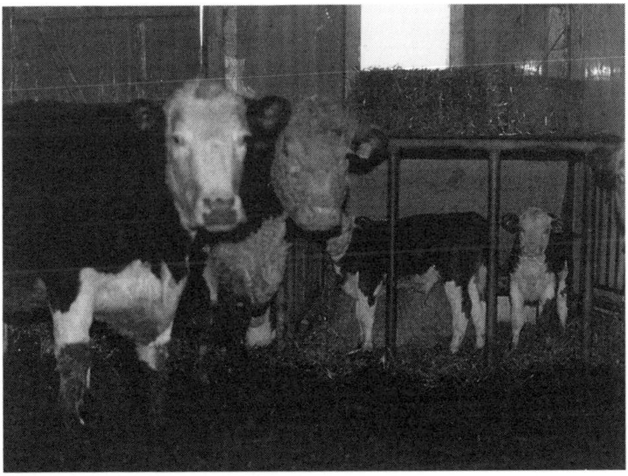

Nur selten dürfen die Kälbchen bei ihren Müttern bleiben. Die Trennung gleich nach der Geburt macht sie häufig anfällig für Infektionen.

Anmerkung zu Tiergeburten

Wenn du mit den Tieren nicht sehr vertraut bist, sie dich also nicht kennen, begleite den Geburtsvorgang außerhalb der Box oder des Wurfraumes. Die fremde Nähe verunsichert die Tiere, und das hält oftmals den Geburtsvorgang auf.

Auch mit REIKI im 1. Grad bist du in der Lage, durch deine erhobenen Hände Ruhe, Frieden, Heilung und Harmonie zu verbreiten, die der Gebärenden Entspannung schenkt.

Selbst wenn es dich noch so drängt, das Neugeborene zu streicheln, laß es Mutter und Kind zuliebe bleiben. Die beiden haben ein gutes Stück Arbeit geleistet und brauchen die Zeit nun für sich allein.

Am zweiten oder dritten Tag läßt dich das Muttertier sicherlich näher treten. Gehe behutsam heran. Du hast alle Zeit des Kennenlernens zur Verfügung.

Möchtest du das Tierbaby berühren, frage zunächst die Mutter, sprich sie sanft an. Du wirst spüren, ob es in ihrem Sinn ist.

Es ist gut, wenn du Mutter und Kind noch einige Tage nach der Geburt mit REIKI betreust. Das Tierbaby stärkt seine Abwehrkräfte, und die Mutter erholt sich schneller.

Kontakt mit zwei Highland-Terriern

Neulich war ich im Reisebüro, um für unsere Gruppe die Flüge nach Minsk zu buchen. Ein älteres Ehepaar mit zwei ganz entzückenden Highlands betrat das Büro.

Meine Aufmerksamkeit wandte sich gleich dem Hundepärchen zu, das aufgeregt an den Leinen zerrte. Wie so oft, geschah es auch dieses Mal ohne mein Zutun, daß die REIKI-Symbole zu den Tieren flossen und sich meine Gedanken in einem liebevollen Gespräch an die beiden wandten. Sie reagierten spontan. Ihre dunklen Augen wurden regelrecht blank und leuchtend, die Schwänze wedelten heftig, und die Tiere versuchten, näher an mich heranzukommen. Doch Herrchen hielt sie kurz, deshalb bellten sie in hohen, freudigen Tönen.

Der Hundebesitzer schaute strafend auf seine Tiere und entschuldigend zu mir hin. Ihm war es peinlich, daß die Hunde sich so »unartig« gebärdeten. Dann setzte er sich neben mich. Die Tiere zogen an den Leinen winselnd zu mir hin. Nochmals wechselte der Blick von den Hunden zu mir.

»Die Tiere müssen sich in Sie verliebt haben«, meinte er. Ich mußte schmunzeln. Ja, die beiden hatten sich verliebt in die sanfte Energie von REIKI, die ich ausstrahlte.

Felix, das »Versuchskaninchen«

Ich heiße Heike und war lange Zeit eine sehr »ungläubige« REIKI-Schülerin, denn ich selbst verspürte von der Energie überhaupt nichts. Ich war gerade acht Tage REIKI-Kanal, noch immer spürte ich beim REIKI-Geben nichts. Mittags hatten wir ein Gespräch innerhalb der Familie, wobei mir Zweifel an der Wirksamkeit von REIKI entgegengebracht wurden.

Da habe ich mir gedacht: »Jetzt will ich es genau wissen, ich probiere es bei Felix, dem Zwergkaninchen meiner Tochter, aus!« Ich hatte bisher immer Angst vor Felix, denn er war aggressiv und wollte immer gleich zubeißen. Meine Tochter sagte mir, daß Felix mal wieder Durchfall hat. Ich schöpfte Mut, hockte mich vor den Käfig, steckte meine rechte Hand ganz vorsichtig hinein und legte sie unter seinen Bauch. Und siehe da, Felix ließ es sich gefallen. Nach einiger Zeit drehte er sogar den Kopf so herum, daß er unter meinem Unterarm lag. Spürte er das Fließen von REIKI?

Ich freute mich, denn jetzt war ich sicher, daß auch ich REIKI geben konnte und daß Tiere REIKI spüren und lieben. Am nächsten Tag rief ich bei meiner Tochter an, um mich nach Felix' Befinden zu erkundigen. Mein Schwiegersohn sagte: »Was hast du mit Felix gemacht?« Mir rutschte das Herz in die Hose. Dann kam: »Felix kommt angehoppelt, will die Hand spüren und läuft enttäuscht von einem zum anderen.« Ich atmete auf. Seit der Zeit hieß Felix »unser REIKI-Hase«.

Als ich ihn einige Wochen später für ein paar Tage in Pflege hatte, konnte ich ihm sogar während des Fressens die Hand unter den Kopf legen, und er ließ es sich gefallen.

Für mich war es wunderschön, daß dieses kleine Kerlchen jetzt so viel Vertrauen zu mir hatte.

Hummeln und Wespen

Und noch ein Erlebnis habe ich als »ungläubiger Thomas« mit REIKI geschenkt bekommen. In unseren Wintergarten verirren sich laufend Hummeln und Wespen. Früher hatte ich panische Angst vor diesen kleinen Tierchen, doch seit ich REIKI-Kanal bin, habe ich auch zu diesen Tieren ein anderes Verhältnis.

Ich gehe mit dem Finger ganz nahe an das Tier heran, so daß es daran hochkrabbeln kann. Es bleibt dann auch ganz brav sitzen, und ich kann es hinausbringen und in die Freiheit entlassen. Ich *weiß* jetzt einfach, daß mich die Wespe nicht sticht!

Anmerkung zu Heikes »Ungläubigkeit«

In den Gruppen erlebe ich immer wieder einmal Skepsis oder große Zweifel darüber, ob denn nun »REIKI da ist«, weil der- oder diejenige »nichts« fühlt. Sei versichert: Auch wenn du scheinbar nichts fühlst, ist REIKI in dir aktiviert worden. Es ist der Zweifel an der dir übertragenen Kraft, der dich hindert zu fühlen. Der Zweifel hindert dich auch, das REIKI-Geben einfach auszuprobieren. In dir ist Angst, ausgelacht oder verspottet zu werden. Hier hast du eine wunderbare Möglichkeit, genau wie Heike, deine Hände einem Tier zu geben. Das Tier wird weder an dir zweifeln, noch wird es dich belächeln oder verspotten. Es nimmt sich REIKI in natürlicher Weise.

Anmerkung zu Insekten

Sehr häufig haben Menschen vor Insekten Ekel oder sogar große Angst. Bei vielen meiner Schüler, die Angst, Ekel oder sogar Panik vor Spinnen, Bienen, Wespen, Schnaken und so weiter hatten, hat sich durch REIKI die Wahrnehmung und das Verhalten zu diesen Tieren verändert. Nicht alle lassen es zu, daß die Wespe auf den Finger klettert, wie Heike es tun kann, doch sie haben aufgehört, nach ihnen zu schlagen oder sie aus ihrer Angst heraus zu töten. Welch ein Geschenk!

Wenn im Sommer die Wespen ausschwirren, um Futter für den Stamm einzutragen, laß sie gewähren. Nimm über REIKI Kontakt zu den Tieren auf und beobachte, was sich bei dir bewegt und wie sich das Tier dir gegenüber verhält.

Absender: (Bearbeitung nur möglich, wenn leserlich)

Name und Vorname

Beruf

Straße

Wohnort

DER POSITIVE
TAGESTIP

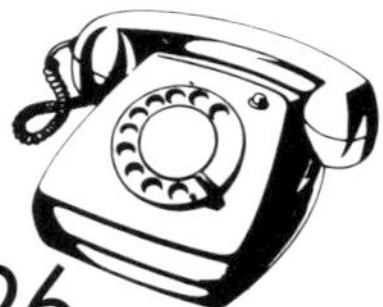

0 89/7 25 01 26

Der positive Tagestip wird täglich neu gestaltet, soll nicht nur Trost und Hilfe in schwieriger Situation geben, sondern manchmal auch nur ein bißchen Freude in den sonst oft allzu grauen Alltag bringen.

Auch als Taschenbuch erhältlich.

ISBN 3-8138-0136-5

Bitte
frei-
machen

Werbeantwort

Peter Erd Verlag
Postfach 75 09 80

81339 München 75

Ente Gerda

Im Frühjahr begegnete uns Gerda und ließ sich auf eine Episode mit uns ein. Ich war mit meinem Sohn per Auto unterwegs. In der Nähe eines Gehöftes forderte uns eine flügellahme Stockente zum Anhalten auf.

Es kostete ein wenig Mühe, das verletzte Tier einzufangen, denn bei meinem Sohn zeigte sich so etwas wie »Jagdfieber«, was ihn nicht gerade behutsam und vorsichtig machte. Der Vogel verkroch sich unter Sträuchern, wir krochen hinterher. Endlich hatten wir die Ente eingefangen.

Meist habe ich eine Einkaufstasche oder -Korb im Auto, da hinein verfrachteten wir sie. Zum Glück besitzt mein Sohn ebenfalls REIKI-Hände, so daß das Tier unbewußt von ihm durch das Festhalten eine erste Schockbehandlung erhielt. Auf direktem Weg fuhren wir zum Tierarzt.

Mit Gerda sah es schlimm aus. Sie hatte starke Verletzungen am Kopf, Hals und Rumpf und war unterernährt. Der Tierarzt machte uns wenig Hoffnung, daß Gerda überlebt. Er versorgte die Ente mit einer Antibiotika-Spritze und mit einem Stärkungsmittel und entließ uns mit dem Hinweis, daß die Ente den Schock wohl kaum länger als einen Tag überleben würde, zumal der Gesamtzustand durch die schweren Wunden kaum Aussicht auf Heilung zuließe.

Auf dem Heimweg fuhr ich bei einem Bekannten vorbei, der einen kleinen Landwirtschaftsbetrieb hat. Dort holte ich mir Stroh und Entenfutter. So ausgerüstet machte ich mich daran, für Gerda das Appartment im Gäste-WC zu richten. Auf eine Pappunterlage legte ich das Stroh, das Körnerfutter kam in eine Schüssel und daneben ein Gefäß mit Wasser. Die WC-Tür erhielt ein Schild:

Betreten unmöglich, Gerda's home

Gerda war so geschwächt, daß sie nicht in der Lage war, selbst Futter aufzunehmen. Also besorgte ich mir eine größere Einwegspritze, kochte Grieß, gab Traubenzucker, Eigelb, Vitamine – was Katzen bekommt, verträgt auch eine Ente – hinein, zog diesen dünnen Brei in der Spritze auf. In dem kleinen WC war es einfach, das scheue Wassertier zu greifen. Bevor ich mit der Fütterungsprozedur begann, gab ich Gerda REIKI auf die großen Wunden. Gerda wurde ruhig, die Lider fielen ihr zu. Die Nahrung war bereits mit REIKI angereichert. Es ging leichter, als ich dachte. Gerda bekam pro Mahlzeit etwa fünfzig Gramm Futter. Anschließend einige Spritzenfüllungen Wasser.

Die Wunden heilten schnell, nur Nahrung nahm Gerda nicht allein auf. Eine Woche war sie bereits unsere Untermieterin. Als ich mich zur abendlichen Fütterung anschickte, schoß mir blitzartig durch den Kopf: »Enten sind Wasservö-

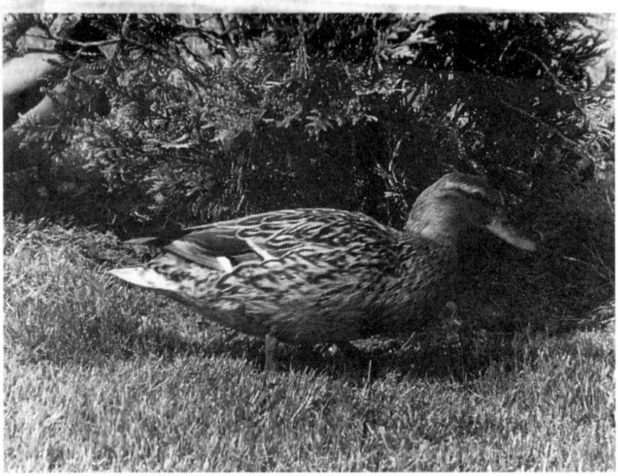

Ente Gerda

gel, warum sie nicht im Wasser füttern?« Gedacht, getan. Schnell war die Badewanne mit leicht angewärmtem Wasser gefüllt. Ich setzte Gerda hinein, bröckelte Brot ins Badewasser und siehe da, Gerda fischte sich die Brocken heraus. Mir fiel ein Stein vom Herzen. Vom Rand der Wanne gab ich Fern-REIKI, und Gerda genoß sichtlich diese Badeaktion, die von da an unser tägliches Ritual wurde.

Zehn Tage war Gerda bei uns, machte bereits erste Startversuche aus der Wanne, was immer eine Riesenüberschwemmung gab. Am elften Tag probierten wir es mit dem Fliegen aus. Der Garten bot genügend Startbahn. Jedoch der Versuch mißlang. Gerda war noch zu schwach, flatternd kam sie nur kurz über den Boden.

Das WC wurde langsam zu eng. Gerda brauchte Platz, um sich bewegen zu können und die Muskeln zu stärken. In unserem Dorf gibt es einen Mann mit einem Vogelfreigehege. Er ist Jäger. Ich sprach ihn an. Er war bereit, Gerda im Gehege zu behalten, bis sie es von allein verlassen würde. So wurde Gerda in einen großen Karton verstaut und in ihr neues Heim verfrachtet. Für die erste Eingewöhnung ging sie zunächst in den Stall. Schon zwei Tage später war sie mit den Hühnern und Enten des Jägers im Freilauf. Knapp eine Woche später gab sie sich dann selbst die Freiheit und flog fort. Etwa zehn Tage begleitete ich Gerda noch mit Fern-REIKI.

Dieser Vogel gab mir den Impuls, nie wieder Wildente aus unserem Jagdgebiet zu essen.

Ich wünsche Gerda noch ein reiches Entenleben, daß sie viele kleine Stockenten ausbrütet und ihnen von ihrem Erlebnis mit den Menschen erzählt. REIKI schenkte diesem verletzten Wildtier die Kraft, weiterzuleben.

Auch Vampire schätzen REIKI

Die Begegnung mit Draculas liebenswertem kleinem Bruder Fledermaus fand an einem Morgen im Büro statt. Normalerweise habe ich in der Abteilung Rechnungswesen unseres Betriebes sehr selten zu tun. An diesem Morgen zog es mich magisch eine Etage höher. Dort schnatterten die Leute wild durcheinander und zeigten auf den Beleuchtungskörper an der Decke. Ans Gitter der Lampe hatte sich eine kleine schreiende Fledermaus gehängt. Die Damen des Büros hatten maßlose Angst vor diesem Winzling, doch viel größer war die Angst des Tieres vor den wild gestikulierenden, lauten Menschen.

Zunächst schickte ich die Leute aus dem Büro, damit Ruhe eintrat. Der Winzling hörte auf zu schreien. Jetzt sprach ich ihn über REIKI 2 an, vermittelte ihm Vertrauen. Mit einer Leiter begab ich mich zu ihm hinauf. Der kleine Vampir löste sich von der Lampe und flog zu einer Grünpflanze auf der Fensterbank. Nun war es für mich einfacher, ihn zu erreichen. Ich gab ihm zunächst etwa fünf Minuten Fern-REIKI, wobei ich mich dem Tier langsam näherte.

Aus meiner Kinderzeit erinnerte ich mich der nadelscharfen Zähne dieses kleinen Säugers. So nahm ich ein Küchenhandtuch. Ruhig saß sie da, die kleine Fledermaus, und schaute mich nur an. Ich erzählte ihr ganz leise, daß ich jetzt das Handtuch über sie lege und sie dann hinaustrage in die Natur an einen sicheren Platz. Sie ließ sich das Handtuch überstülpen. Ich nahm sie in die Hand und fühlte, wie stark REIKI von dem Tierchen angenommen wurde. Schließlich hatte es die ganze Nacht in diesem ungastlichen Büro ohne Nahrung und Wasser zugebracht und dann die Aufregung mit den Menschen erlebt, die das übrige dazugetan hatte.

Bevor ich den kleinen Vampir in sein geschütztes Quartier brachte, schaute ich ihn mir genau an. Dieses zauberhafte Wesen blieb vollkommen ruhig in meiner Hand sitzen. Als ich es in einer Mauernische absetzte, quietschte es ganz leise. Für mich war es ein Dankeschön.

Liebe Marei

Bärbel aus Heidelberg schreibt über ihre kleine Gefährtin:

Mai 1988. Rein zufällig fühle ich beim Hochnehmen am Bauch von Marei zwei Knoten. Marei ist eine zu diesem Zeitpunkt elfjährige Perserkatze. Sie liebt es nicht, durch die Gegend getragen zu werden, und will nur angefaßt werden, wenn es unbedingt sein muß. Es muß wohl in diesem Augenblick sein. Die Knoten beunruhigen mich sehr, und wir bringen Marei zum Tierarzt. Ich habe ein ungutes Gefühl bei diesem Besuch, und der Tierarzt offeriert uns dann auch keine schöne Diagnose: »Milchdrüsenkarzinom und Leberkrebs«. Er macht uns keine großen Hoffnungen mehr und rät, Marei einschläfern zu lassen. Ich sehe Marei an. Sehr traurig und hilfesuchend schaut sie zu mir und bittet: »Bring mich von hier weg, ich sterbe noch nicht.«

Damals rebellierte alles in mir. Wir fuhren nach Hause, und ich setzte mich mit meiner Schwester in Verbindung, die zu diesem Zeitpunkt bereits den 2. REIKI-Grad hatte. Durch sie erhielt Marei nun Fern-REIKI. Meine Schwester hatte mir schon vorher bei meinem Rheuma immer wieder geholfen.

Hinzu kam, daß wir uns Ende Mai 1988 noch ein junges Katerchen ins Haus holten, das Marei nicht viel Zeit ließ, krank zu sein. Sie erholte sich zusehends.

Im September mußte ich den Kater beim Tierarzt impfen lassen. Ich nahm Marei gleich mit zum Labortest. Dieser fiel natürlich nach so kurzer Zeit noch sehr schlecht aus. Beide Leberwerte lagen weit über dem Normalwert. Na ja, die Untersuchung war jedoch nicht so wichtig, da wir sahen, daß es Marei besser ging. Im November 1988 wurde ich dann auch REIKI-Kanal und konnte Marei nun selbst behandeln. Morgens und abends bekam sie REIKI. Ein weiterer Arztbesuch wurde im Januar fällig. Der Arzt wollte schon gar keinen Test mehr machen, zwischenzeitlich sah ja ein Blinder, daß der Leib immer dicker wurde – die Leber vergrößerte sich. Ich bestand darauf, und das Resultat war verblüffend. Beide Leberwerte waren an der obersten Normalgrenze. Der Arzt war sprachlos und konnte sich das nicht erklären. Ich habe ihm dann erzählt, welchen Weg ich gehe und somit auch das Tier. Er war sehr interessiert und wollte mehr darüber wissen. Seit dieser Zeit muß ich Marei immer mitbringen. Er ist neugierig, wie sich das Tier trotz der schweren Krankheit entwickelt. Jetzt haben wir April 1990. Marei geht es gut, sie springt, rennt mit dem Kleinen um die Wette, frißt wie ein Scheunendrescher, und der Arzt ist sprachlos. REIKI hat dem Tier, meiner Tochter, die zwischenzeitlich ebenfalls REIKI-Kanal ist, und mir eine wunderschöne Erkenntnis gebracht, daß ich auch an das glauben darf und sollte, was mit dem Verstand nicht erklärbar ist.

Das REIKI-Haus und die Mäuse-Episode

Bedingt durch den Rückenmarkkrebs meiner Doggenhündin Sheila und der damit verbundenen Darm- und Blasenschwäche blieb die Terrassentür meines Hauses während der heizfreien Zeit ständig offen. Das nahm ein Mausepärchen zum Anlaß, seinen Wohnsitz vom Garten ins Haus zu verlegen. Anfangs hat nur Dogge Sheila diesen Umzug bemerkt. Ich wurde erst aufmerksam, als sie ständig mit ihrer großen Nase an der Holzvertäfelung der Küche schnüffelte, bellte oder kratzte.

Zu dieser Zeit war meine Küche noch »Einweihungsraum« für meine REIKI-Schüler. Während der Einweihungen war weder ein Geraschel oder sonst ein Geräusch der kleinen Nager zu vernehmen. Aber wenn die Zeremonie beendet war, wurden die Mäuse laut vernehmbar.

Für Mäuse sind auch sehr schmale Durchlässe unter einer Tür kein Hindernis. Sie bauten ihr Nest in der Speisekammer, sehr zum Ärger meiner Tochter, die hier in einigen Kartons ihre Studentenhabe deponiert hatte. Bei ihrem Auszug waren Handtücher, Topflappen, Wäsche, auch Spankörbchen oder andere Gegenstände angenagt.

Ich besorgte mir im Fachhandel Lebendfallen, um die kleinen Nager wieder im Garten auszusetzen. Das klappte hervorragend. Unser Pärchen ging mit Käse in die Falle, ich setzte sie auf dem übernächsten Grundstück in Freiheit. Doch REIKI hatte es ihnen angetan und natürlich die viele Nahrung von Sheila. Schon am nächsten Tag hatten sie durch die geöffnete Terrassentür wieder Zugang zum Haus. Jetzt nahmen sie jedoch Wohnstatt im Wohnzimmer, das mir damals als Gruppenraum diente.

Sie beschränkten sich für ihren Nestbau nicht mehr auf Gegenstände aus der Küche, sondern knabberten die Lautsprecherkabel, Lampenkabel, Wolldecken und freiliegende elektrische Leitungen an. War die Tür zum Garten geschlossen, machten sie sich auch dort ans Werk. Ein etwa acht Zentimeter großes Loch nagten sie in die Mahagonitür, um mit ihren Genossen im Garten zu kommunizieren. Das nahm eine Form an, die ich nicht mehr billigen konnte, weil das Haus durch die etlichen freien elektrischen Leitungen langsam in Gefahr geriet. Ich mußte also etwas unternehmen, doch so, daß die Tiere lebend für immer das Haus verließen und auch keine neuen Einwanderer nachkamen.

Aus der Lektüre von Medizinmännern der Naturvölker war mir bekannt, daß jede Tierart so etwas wie einen »Großen Geist«, also ein kollektives Bewußtsein, besaß. Also setzte ich mich mit dem Kollektivbewußtsein der Mäuse in Verbindung mit REIKI 2.

REIKI als »Universale Lebensenergie« einzusetzen, mich freizumachen von begrenzendem Denken und Handeln war ein ganz neuer Raum, den ich betrat. Doch ich war neugierig und wollte mehr erfahren. So sprach ich also mit dem kollektiven Bewußtsein der Mäuse. Ich schilderte meine Situation, die Bedrohung des Hauses durch einen elektrischen Kurzschluß und die Gefahr, in der sich die kleinen Nager befanden.

Der Winter nahte, die Tür wurde geschlossen. Beim Fensterputzen bemerkte ich dann, daß meine Quartiergäste ausgezogen waren und nun in der Kälte versuchten, wieder ins Haus zu kommen, indem sie von außen die Mahagonitür bearbeiteten für einen Durchschlupf.

Wieder nahm ich Kontakt zum Kollektivbewußtsein der Mäuse auf. Ich versprach, einen großen Stapel Holz im Garten zu deponieren, der den Kleinen ein sicheres und warmes Heim bietet, und ich stellte von Sheilas Hundenahrung sowohl für die Igel als auch für meine Mäusefreunde jeweils einen Topf auf die Terrasse.

Von da ab war Ruhe im Haus. Die Mäuse hatten sich mit uns arrangiert.

Zwei Jahre später bezog ich die fertige Oberwohnung meines Hauses. Beim Umzug erlebte ich ein kleines Wunder. Das Mausepärchen hatte eine ganze Reihe Lager im Haus angelegt, auch eine richtige Wohnung. In der Küche unter der Schrankzeile waren mindestens zwanzig Kilo Hundekuchen als Vorrat verteilt. Unter meinem Wohnzimmerschrank befand sich die Wohnung. Ein Compart war die gute Stube, und das Schlafzimmer war mit – aus meinen für das Seminar bereitgestellten und leider unbrauchbar gewordenen Wolldecken – kleinen Betten aus Wolle, Papier und Tapete angelegt worden. Ein anderes Compart war der Hygieneraum. Ein weiterer Teil des Schrankunterbaues war die »nahe« Speisekammer, gefüllt mit Hundekuchen, Katzenbrekkies, Brot, trockenem Käse, Keksen. Alles schön säuberlich getrennt. Ein wahres Wunderwerk.

Die kleinen Mäuse haben meine Botschaft über REIKI empfangen, haben mich in den Bedürfnissen als Mensch »verstanden« und sind in ihren Lebensraum zurückgekehrt.

Immer wenn ich den Garten betrete, weiß ich, daß meine REIKI-Mäuse nichts mehr tun werden, was dem Bedürfnis des Menschen zuwiderläuft. Seitdem ist auch Ruhe mit den Wühlern an meinem Zaun, mit Fressern an meinen Blumenzwiebeln. Sie werden von mir mit Nahrung versorgt und verschonen das Haus. Danke an das Kollektivbewußtsein der Mäuse.

Robbensterben in der Nordsee

Ich hatte gerade REIKI 2, als in der Nordsee das große Robbensterben einsetzte. Ich empfand große Hilflosigkeit, weil diese schönen Tiere so elend starben. Ich konnte nicht so einfach tatenlos zusehen. Wenn ich schon nicht vor Ort meinen Einsatz zu leisten in der Lage war, gab es doch Möglichkeiten, mit dem 2. Grad aktiv zu werden.

Wann immer ich Zeit hatte, sandte ich der Nordsee REIKI, um den unheilvollen Algenwuchs eindämmen zu helfen und die Viren, die den Tod der Robben auslösten, inaktiv zu machen.

Dann konzentrierte ich mich auf die Tiere. Manches Mal, wenn ich eines dieser Geschöpfe geistig auf den Arm nahm, wurde mir von deren Qual regelrecht übel. Ich gab dem Tier so lange REIKI, bis sich mein Magen wieder beruhigte und ich Frieden in mir fühlte. Bei etlichen dieser Fern-REIKIS war mir ganz klar, daß genau das Tier, dem REIKI gerade zufloß, in meinen geistigen Armen sterben würde. Ich konnte wenigstens einigen Tieren das Gehen leichter machen, den Kräftigsten unter ihnen soviel REIKI schenken, daß sie überleben konnten und eine neue Generation Robben heranwachsen konnte.

Moby Dick

Sicherlich gibt es viele REIKI-Freunde, die wie ich immer wieder Fern-REIKI an die großen Meeressäuger und Delphine geben. Jedes REIKI ist dabei ein Erlebnis besonderer Art.

In einer REIKI-2-Klasse haben wir einmal die Energie jeder für sich den Walen gesandt. Jede/r meiner SchülerInnen hatte in diesem für sich ersten Fern-REIKI sehr unterschiedliche Erfahrungen. Für alle war jedoch spürbar, wie sehr diese großen Säuger auf unsere Hilfe angewiesen sind.

Ein Schüler kam auf die Idee, den Walen ein ganz bestimmtes Signal oder eine Botschaft zu übermitteln und ihnen klarzumachen, daß sie sich, sobald sie das Motorengeräusch von Schiffen hören, so schnell wie möglich von diesen entfernen, abtauchen und keinesfalls blasen sollten. Er gab praktisch eine gezielte Warnung vor dem Menschen. Wir bitten nun darum, daß diese von nun an kontinuierlich ausgesandte Botschaft von den Tieren angenommen und umgesetzt wird, damit sie sich selbst schützen können.

Auch du, wenn du dieses Buch liest und den 2. Grad hast, gib die warnende Nachricht an die Wale weiter. Sie lieben und vertrauen uns Menschen und nähern sich den Mörderschiffen arglos und verspielt.

Unsere Warnung hilft ihnen vielleicht, sich dem Menschen nicht mehr zu nähern. Auf diese Weise kann jeder 2.-Gradler mit dazu beitragen, die schon recht dezimierten Walbestände zu schützen. Ein Beitrag mit REIKI zum Erhalt der bedrohten Tierwelt.

Zaunkönig Juniors Besuch im Haus

Am Rand meiner Terrasse hängt zwischen den Pergolastreben ein großes Wagenrad. Die Pergola ist dicht mit Efeu bewachsen. Es ist das Nistrevier der Zaunkönige. Eines Tages verirrte sich eines der Zaunkönigkinder in mein Wohnzimmer. Ein wenig Unruhe gab es schon. Das Kerlchen flatterte wild durchs Haus und landete im Bad. Jeder versuchte, den Vogel einzufangen. Eine sinnlose Unternehmung. Also komplimentierte ich die Kinder und auch den Hund nach draußen.

Mit dem Wissen des 2. Grades beruhigte ich den Kleinen, und er ließ sich auf der Fensterbank nieder. Mit Fern-REIKI war schnell ein liebevoller Kontakt hergestellt, der es mir ermöglichte, Zaunkönig Junior in die Hände zu nehmen. Dort saß er dann friedlich, die Äugelchen schlossen sich entspannt nach diesem Streß. Ich gab ihm noch ein wenig REIKI und entließ ihn auf der Terrasse, wo er mit lautem Gepiepse von seiner Mutter in Empfang genommen wurde.

Poldi

Genau wie Sheila war euch, meinen REIKI-Schülern, unser Wellensittich Poldi mit seinem lustigen Geplapper ans Herz gewachsen. Vor allem den REIKI-Kindern. Poldi wurde von einer streunenden Katze gerissen, die ich im Haus aufgenommen hatte. Die Katze war schwerkrank und unterernährt. Da sie sich sehr zutraulich zeigte und sich auch mit Kater Heathclift vertrug, wollten wir ihr ein neues Heim geben.

Unsere Aufmerksamkeit und Wachheit dem verwilderten Tier gegenüber ließ nach, und als wir es abends zum Füttern ins Haus ließen, fing sie Poldi in einem Moment, in dem keiner damit rechnete. Wir nahmen ihr Poldi aus den Fängen, aber er starb wenige Minuten später in meinen Händen.

Heilen konnte ich Poldi nicht, wohl ihn aber die letzten Minuten seines Lebens in die Liebe von REIKI hüllen. REIKI zeigte uns hier klar und deutlich auf, daß wir ja gesagt haben, Verantwortlichkeit zu den uns anvertrauten Tieren zu leben. Über den schmerzlichen Verlust unseres kleinen Freundes wuchs in uns mehr Achtsamkeit.

Meinem Sohn sandte ich noch etliche Wochen Fern-REIKI, damit der Schmerz der Seele heilen konnte und der Zorn auf die zugelaufene Katze sich in Verständnis wandeln konnte für die unterschiedlichen Bedürfnisse und Ausdrucksweisen von Tieren.

Eine Makrameemaske beginnt zu leben

In diesem Jahr hat unser Zaunkönig seinen Brutplatz vom Vorjahr näher ans Haus verlegt. Anfänglich fiel es mir gar nicht auf. Ich wunderte mich nur über Moosreste im Hauseingang. Wie kam das Moos immer wieder dorthin?

Vor einigen Jahren hatte ich aus Sisal eine sehr große Phantasiemaske in Makrameetechnik geknotet. Diese Maske besitzt ein großes Maul. Auf dieses Maul fiel mein Blick.

Was ich sah, rührte mich tief an. Ein winziges Nestchen war kunstvoll in die Öffnung gefügt. Ich schaute hinein und entdeckte drei Eier. Von nun an beobachtete ich das Nest genau und gab ihm jeden Tag Fern-REIKI, jedoch auch wenn ich davor stand, Kontakt-REIKI. Wenn ich dem Nest direkt REIKI gab, saßen die fleißigen Vogeleltern auf der großen Schiffslampe am Eingang und schauten ruhig zu. War viel los im Haus, blieben die Altvögel in den nahen Tannen sitzen.

Mein Haus wird von vielen Menschen besucht, ständig ist Betrieb. Ich wunderte mich darüber, daß die scheuen Zaunkönige in absoluter Nähe der Eingangstür (knapp achtzig Zentimeter davon entfernt) ihre Brut aufziehen wollten. Die Zeit des Schlüpfens kam. Das leise Gepiepse der Jungvögel war ein wunderschöner Gesang in meinen Ohren. Unter der Fürsorge ihrer Eltern und durch REIKI wuchsen die Kleinen zu prächtigen Jungvögeln heran, die genauso zutraulich wurden wie die Eltern. Zwischen uns entwickelte sich eine schöne Freundschaft. Den ganzen Sommer über erfreute ich mich an der Vogelfamilie in meinem Garten. Das Geschenk von REIKI läßt mich zu den Tieren eine besonders tiefe Verbindung erfahren, die mich immer wieder aufs neue beglückt.

Dogge Sheila wird ein Schoßhund

Meine liebe Freundin Ute bereicherte mich mit einem schönen Erlebnis. Sie schrieb mir einen Brief: »Neulich gab ich Deiner Sheila Fern-REIKI. Dabei legte ich gedanklich ihren Kopf auf meinen linken Unterarm und hielt die rechte Hand an den Hals. Auf einmal spürte ich etwas Warmes auf meinem rechten Bein. ›Nein‹, dachte ich, ›kann das denn wahr sein?‹ Es war so. Sheila ›saß‹ auf meinem Schoß die ganze Zeit über. Als ich es begriffen hatte, freute ich mich darüber sehr. Was so normalerweise wegen Sheilas Körpergröße nicht möglich wäre, Fern-REIKI hat es möglich gemacht. Sie sitzt da jetzt jedesmal.«

Inzwischen ist meine liebe Freundin Ute ins Licht gegangen. Ich kann mir gut vorstellen, daß sich ihre tiefe Freundschaft mit Sheila dort fortsetzt.

Mein neuer Kontakt zu Spinnen

Karins Bericht zu den Erlebnissen mit Spinnen ist eine bezeichnende Erfahrung, die viele REIKI-Freunde machen. »Von Kindesbeinen an«, so schreibt sie, »habe ich panische Angst und große Abscheu vor Spinnen. Aus dieser Angst heraus habe ich die Tiere getötet, sobald ich sie irgendwo im Haus herumkrabbeln sah.

Im Sommer erhielt ich den 1. REIKI-Grad. Meine Meisterin erzählte mir auch über die Behandlung von Tieren. Das weckte meine Neugier. Wie würde das wohl sein, wenn ich wieder einem dieser ekeligen Spinnentiere begegnete?

Bereits am Sonntagabend, als ich wieder zu Hause war, wurde ich auf die Probe gestellt. Über meinem Bett saß eine dicke Spinne! Wie gewohnt flog mich Angst und zugleich Ekel an. Doch irgend etwas war anders. Meine Angst trieb mich nicht mehr wie gewohnt dazu, sofort einen Schuh oder einen anderen Gegenstand zu nehmen, mit dem ich dieser Bedrohung zuleibe rücke. Ich schaute die Spinne an. Dabei stellte ich mir vor, wie sie sich fühlt, wenn sie mich sieht, mich, die ich ja so viel größer war als sie. Meine Angst war fort. Der Ekel blieb schon. Ich nahm ein Tuch – es war eine ziemliche Überwindung – und fing die Spinne ein. Ich fühlte, daß sie in meinen Händen gar nicht versuchte wegzukommen. So setzte ich sie aus dem Fenster. Ich wußte, daß dieses kleine Tier keine Bedrohung für mich ist, denn es hat die Energie von REIKI von mir ganz natürlich angenommen.

Auch heute finde ich Spinnen immer noch nicht schön oder sympathisch, aber meine Einstellung zu dem, was Leben ist, hat sich verändert. Ich kann die Spinnen nicht mehr töten, sondern achte sie als Lebewesen. Ich wünsche mir, daß ich durch REIKI auch meinen Ekel verliere.«

Freundliche Wespen

Auch Ursel hat eine neue Erkenntnis mit Insekten erfahren:

Das Vordach meiner Garage ist mit Reet gedeckt, seit Jahren ein beliebter Ort für Wespennester. Wer kennt das nicht, wenn man im Sommer im Garten, auf der Terrasse oder in einem Straßencafé sitzt, stellen sich die kleinen Räuber schnell ein. Die Menschen reagieren mit Gezeter und Geschlage, was oft einen schmerzhaften Wespenstich zur Folge hat.

Meine Wespen scheinen gespürt zu haben, daß ich REIKI-Kanal bin. Auf alle Fälle »benehmen« sie sich jetzt anders als früher. Oder benehme ich mich nur anders? Ganz selten werde ich von ihnen behelligt. Sie fliegen summend in ihren Bau. Ein friedliches Bild. Vorher hat mich das der Kinder wegen beunruhigt, und die Nester sind entfernt worden. Jetzt habe ich das Empfinden, daß wir mit REIKI verbunden sind und uns gegenseitig in Frieden lassen.

Anmerkung

In den von Heike und Ursel beschriebenen Erlebnissen kommt sehr deutlich zum Ausdruck, daß REIKI in uns auch die Einstellung zu Insekten verändert. Es ist eine ganz anrührende Erfahrung, wenn du der Wespe oder Biene die Möglichkeit gibst, mit dir Kontakt aufzunehmen. Laß sie ruhig ein wenig von deinem Kuchen oder Eis nehmen. Für dich bleibt noch genug übrig. Während das Tier diese Nahrung aufnimmt, schick ihm REIKI. Du kannst auch geistig mit ihm sprechen. Ganz sicherlich wird sich die Wespe oder Biene nach dem Mahl genüßlich putzen und dir in ihrer Sprache Danke dafür sagen, daß du ihr Nahrung gegeben hast. Du kannst sicher sein, sie sticht dich nicht. Probiere es doch einmal aus, laß die Wespe oder Biene über deine Hand krabbeln. Auch sie kennt die Universale Lebensenergie. Sie wird ein wenig bei dir auftanken und dann fortfliegen. Du hast die wunderbare Gelegenheit, dir diesen schönen Körper anzusehen.

Mit REIKI wurden auch für mich Wespen und Bienen zu Freunden, denn die REIKI-Kraft läßt uns mehr und mehr auch in Insekten uns selbst begegnen.

Der Gartenteich

Der Teich in unserem Garten ist Heimat für viele Tiere. So leben in ihm auch einige sehr lebhafte Goldfische und Orfen.

Gießwasser für meine Topf- und Kübelpflanzen hole ich mir aus dem Teich, den ich dann immer in Abständen wieder mit Frischwasser auffülle, wenn es lange keinen Regen gab. Beim Eintauchen der Kanne flüchten die Fische stets ins tiefe Wasser. Dieses Mal blieb ein dunkelgefleckter Goldfisch mit leichter Schräglage sichtbar. Mit einem Kescher holte ich das Tier zu mir heran und bemerkte, daß es eine große Wunde auf dem Rücken hat. Der Atem flatterte.

Wie gesagt, der Teich bietet vielen Tieren ein Zuhause, auch Goldrandkäfern mit ihren Larven. Diese Larven sind gefräßige Räuber. Ab und an können sie sich einen der in der Mittagssonne dösenden Fische schnappen und beißen. Dieser kleine Fisch war sicherlich Opfer der Larven geworden. Er würde an der Verletzung sterben.

Den Kescher mit dem Fisch ließ ich im Wasser, kniete mich an den Rand des Teiches und legte vorsichtig meine Hände um den Körper, so daß er unter Wasser blieb. Ohne zu zappeln blieb der Fisch ganz ruhig in dem kleinen Netz. Es müssen etwa zehn Minuten gewesen sein, mein Rücken meldete sich. Bei der unbequemen Haltung verkrampften sich meine Muskeln. So senkte ich das Netz ab, damit sich der Fisch wieder frei bewegen konnte. Zwar langsam, doch jetzt wieder aufrecht, schwamm mein Fischlein davon.

Ich blieb noch eine Weile am Teich sitzen, gab dem Wasser und allem Leben darin die heilende Energie, wobei ich den verletzten Goldfisch zusätzlich noch mit Fern-REIKI betreute. Am nächsten Tag sah der kleine Patient schon besser aus. Noch einmal holte ich den Verletzten mit dem Kescher zu mir.

Die Wunde heilte gut. Das Fischlein überlebte, und ich freue mich an ihm und mit ihm.

Noch etwas konnte ich durch REIKI beobachten. Der Teich liegt im Halbschatten unter großen Laubbäumen. Im Herbst fallen viele Blätter hinein, und für uns ist es eine stetig wiederkehrende Frühjahrsarbeit, den Teich auszuloten wegen der sich bildenden Faulgase. Seit der Teich mit REIKI betreut wird, algt er nicht mehr so stark zu, das Wasser ist klarer, und er wirkt im gesamten gesünder als zuvor.

Narkose und REIKI

Es hat mich sehr viel Überwindung gekostet, meinen Kater kastrieren zu lassen, denn ich griff ja willkürlich und sicherlich auch gegen seinen Willen in das Leben meines Freundes ein.

Mein Sohn brachte unser Schmuserle also zum Doktor. Es war meine Bedingung, daß wir sofort nach dem Eingriff das Tier wieder abholen können. Das geschah dann auch.

Ich heulte. Da lag er mit weit offenen, starren Augen. Ab und zu zuckte der kleine Körper.

Zunächst bettete ich ihn so, daß die Augen vor dem Licht geschützt waren, breitete eine dünne Wolldecke über ihn aus, da er sich nach der Operation kalt anfaßte, und gab REIKI. Vorrangig in den Herz- und Bauchbereich. Schon nach etwa zehn Minuten fühlte sich der Körper wieder warm an. Knapp eine halbe Stunde dauerte es, bis mein Kater flatternd die Augenlider bewegte und Anstalten machte, sich zu erheben. Noch aber war die Wirkung der Narkose recht stark. Ich drückte sanft mein Katerchen auf die Decke, er ließ es geschehen, und ich gab weitere 30 Minuten REIKI. Dann merkte ich, daß es genug war. Leicht torkelnd stand er auf, begab sich zur Küche an seinen Trink- und Freßnapf. Gierig verschlang er sein Futter, trank ein wenig und suchte dann seinen Lieblingsschlafplatz auf. Dort rollte er sich zusammen und schlief in natürlicher Haltung.

Ich wollte sicher sein, daß das Narkosemittel schnell ausgefiltert wurde. Vor allem aber auch, daß die Wunde gut heilte und die kleine Seele meines Freundes ebenfalls Heilung von dem von Menschenhand verursachten Schmerz erfuhr. Ich gab dem Tier REIKI-Depot für den restlichen Tag.

Ich war sehr glücklich, daß mit REIKI der Eingriff so

schnell überwunden wurde. Von meinen anderen Tieren kannte ich es – seinerzeit hatte ich noch kein REIKI –, daß die Narkosenachwirkungen sehr lange dauerten, oft bis zu zwölf Stunden. Meinem Kater ging es bereits nach zwei Stunden wieder gut.

Kater »Großes Feuer« und die REIKI-Kraft

Beim Besuch der in unserer Nähe ansässigen Edelsteinschleiferei fiel mir der kleine Kater buchstäblich zu. Die Schleiferei ist in einem renovierten Bauernhaus untergebracht. Die dort lebenden Katzen haben Zutrittsverbot zum Haus und halten sich bei großer Kälte in den Lagerräumen auf. Wir schauten uns die Ausstellungsräume an, als die Begegnung zwischen dem Tier und mir stattfand. Der Kleine war sehr zutraulich und kam spontan auf mich zu. Jeder unserer Gruppe wärmte das frierende Kätzchen.

Annemarie lebt auf dem Hof. Sie hatte dem Kater den Namen Bonstick gegeben, und sie hing sehr an dem Schmuserle. Doch sie wußte, daß das Kerlchen geringe Überlebenschancen hatte, wenn es auf dem Hof blieb. Bonstick war unterernährt, hatte Schnupfen und war auch sonst nicht in guter Form, irgend etwas mit den Stimmbändern war nicht in Ordnung, denn der Kater konnte nur das Mäulchen aufreißen, aber es kam kein Ton heraus. Was lag also näher, als sich die heilende REIKI-Energie von uns zu holen? Wie es manchmal im Leben ist, entstand zwischen Tier und Mensch eine spontane Verbindung, die Annemarie sehr gut aufnahm. Deshalb fragte sie, ob wir Bonstick ein neues Zuhause geben wollten.

Nun ja, an sich war eine zweite Katze überhaupt nicht geplant, aber ich konnte nicht nein sagen mit dem schlafenden Bonstick auf dem Arm. Unsere Absicht war es, Edelsteine zu kaufen. Die bekamen wir auch und als Zusatzpräsent den Kater.

Daheim angekommen stürzte er sich sofort auf das Fressen von Kater Heathclift. So wie das Futter im Bauch war, ging es unten wieder raus. Wir wollten ihm daher den Namen »Großer Kacker« geben, fanden jedoch im chinesischen Wörterbuch das blumenreiche Wort dafür nicht. Da der Durchfall aber wie ein großes Feuer in seinen Därmen brannte, hieß er spontan »Großes Feuer-Dai«, und siehe da, er hörte sofort darauf.

Dai zeigte beim Wechsel vom Bauernhof in mein Haus überhaupt keine Umgewöhnungssymptome. Es war, als wäre er in meinem Haus geboren. Lediglich mit dem »Dicken« klappte es nicht sofort. Der maulte und fühlte sich in seinem Erstlingsrecht mißachtet. Inzwischen gibt es auch hier Annäherung und Verständnis. Der Dicke läßt sich hoheitsvoll beschnuppern und spielt auch ab und an mit dem Kleinen.

Dai braucht viel Wärme, er ist noch untergewichtig. Der Schnupfen hat sich etwas verstärkt, was das Kerlchen dazu anhält, sich auch nachts mit REIKI aufzutanken. So wurde ich nachts wach, weil irgend etwas auf meiner geöffneten Hand lag. Ein zufrieden schnurrender Dai, der mich sofort liebevoll mit seiner Nase anstupste. Ich ließ ihn gewähren.

Der Kleine nimmt nicht jede Nacht seinen Platz bei mir ein. Er kommt, wenn er zusätzlich Energie benötigt oder wenn mein Tag so ausgelastet war, daß nur wenig oder keine Zeit für REIKI bei ihm Platz hatte. Er rollt sich so auf der geöffneten Hand zusammen, daß genau die Stellen mit REIKI versorgt werden, die Kraft brauchen. Manchmal ist es der Hinterkörper, mal der Kopf oder Hals. Er beschnuppert die Hand und dreht sich so lange, bis die richtige Stelle auf der Handfläche liegt.

Von ganz allein wird er sich einen anderen Schlafplatz suchen, sobald er wieder ganz gesund ist.

Wir haben jetzt Januar. Dai ist seit acht Wochen bei mir. Inzwischen sind auch seine Stimmbänder kräftiger geworden, wenngleich sein Miauen noch sehr abgehackt und leise ist.

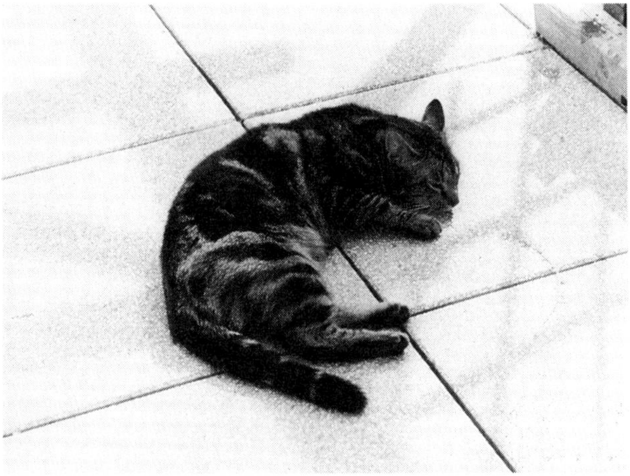

Das ist Dai, heute eineinhalb Jahre, im REIKI-Haus und kerngesund.

Sein Hals-Chakra beginnt sich zu aktivieren, so daß allmählich auch auf dieser Schiene eine Kommunikation möglich ist.

REIKI hat in unserem Fall als Adoptionsvermittler gewirkt. Dai hat sich schlichtweg in unser Leben hineingeliebt. Er ist eine große Bereicherung auch für die Gruppen.

Dai ist inzwischen fast ein Jahr in meinem Haus. Genau wie Kater Heathclift, Dogge Sheila oder Sittich Poldi sich die REIKI-Einweihungen »holten«, war es für ihn ebenfalls ganz natürlich. Der kleine Schlingel kam während des Meister-Trainings in mein Haus. So war es für ihn die selbstverständlichste Sache der Welt, sich den 1. und 2. Grad zu nehmen. Für Dai waren die Einweihungen lebensrettend, denn normalerweise überstehen gerade junge und unterernährte Katzen den gefürchteten Katzenschnupfen nicht. Er nahm sich die Kraft, die der Schöpfer für alle bereithält.

Poldi, der Ausflügler

Poldi war ein blau-weißer Wellensittich mit einer außergewöhnlichen Begabung zum Sprechen. Mein Sohn Boris kaufte sich den kleinen Vogel von seinem Konfirmationsgeld. Die beiden wurden unzertrennliche Freunde. An allem, was im Haus geschah, nahm Poldi teil. Duschte Boris, genoß der Vogel ebenfalls das Bad. Bei den Mahlzeiten saß er neben seinem Teller und pickte sich seinen Teil Nahrung heraus. Er kam auf Ruf und war so zahm, daß wir ihn auch auf der Schulter sitzend mit ins Freie nehmen konnten. Er blieb ruhig sitzen und schaute sich das Umfeld neugierig an. Poldi flog frei im Haus herum. Wir wußten nie, in welchem Raum er gerade seinen Schabernack trieb.

Schon nach knapp drei Monaten bei uns konnte Poldi seinen Namen und die Namen der Familienangehörigen klar aussprechen.

Ich möchte von dem Tag erzählen, an dem wir alle in helle Aufregung versetzt wurden.

Es war ein heißer Sommersonntag. Gewitter lag in der Luft. Wir saßen auf der Terrasse. Boris zeigte seinem zu Besuch weilenden Papa die Fische im Teich. Poldi drömelte in der schwülen Luft vor sich hin. Er saß auf seinem Käfig. Niemand weiß mehr, wie es genau geschah, alles ging so schnell. Boris rief seinen Vogel. Poldi startete durch zu seinem heißgeliebten Freund. In diesem Moment kam die erste schwere Gewitterbö. Sie riß Poldi aus seiner Flugbahn, und gleich darauf platterte auch schon der Regen los.

Sofort begannen wir unsere Suchaktion nach dem Verunglückten. Alles Rufen, alles Suchen war erfolglos. Die Dunkelheit brach herein. Unser Poldi war irgendwo draußen in der Nacht!

Ich vertraute seinen Fähigkeiten, sich Feinde vom Leib zu halten durch sein lautes menschenähnliches Gerede, aber auch darauf, daß er Nahrung finden würde, er war ja inzwischen zu einem »Allesfresser« geworden. Ich vertraute auf die Kraft von REIKI, mit der ich das Tier draußen versorgen konnte.

Am Montag ging Boris auf Klassenfahrt. Seine Trauer um den verlorenen Freund war abgrundtief. In meinem Inneren wußte ich, daß ich Boris wirklich versprechen konnte: »Dein Poldi kommt nach Hause zurück!«

Zunächst gab ich ein Inserat in der Zeitung auf. Am nächsten Tag meldeten sich Leute von einem etwa zwölf Kilometer entfernten Ort – es war der dritte Tag für Poldi in der freien Natur. Poldi war gesichtet worden. Der Bauer erzählte mir, daß der Vogel laut redend auf der Straße gesessen habe. Er konnte sich ihm bis auf etwa einen Meter nähern und hören, was der Vogel sagte. Ein Einfangen gelang jedoch nicht. Poldi flog ins nahe Reet. Abends nochmals ein Anruf von einer Frau. Der Ort lag vierzehn Kilometer entfernt. Sie hatte den Vogel in ihrem Garten gesehen. Auch sie verstand die Worte deutlich und meldete sich. Aber auch sie konnte den Sittich nicht »bergen«. Dann schwieg das Telefon. Inzwischen war es Donnerstag. Erneut gab ich eine Anzeige auf. Während all der Tage wurde unser kleiner Freund von mir mit Fern-REIKI betreut. Ich fühlte ihn in meinen Händen sehr lebendig. Poldi kannte das REIKI-Licht. Also legte ich einen hohen Bogen über unser Haus. So hoch, daß es kilometerweit für ihn sichtbar war und ihm den Weg nach Hause weisen konnte.

Wieder meldete sich eine Frau. Sie hatte den Vogel auf einem Feldweg gesehen, sprach mit ihm, und Poldi schmetterte ihr seine ganze Litanei an Worten zu. Leider konnte sie seiner nicht habhaft werden. Aber nach diesem Anruf wußte ich, daß Poldi auf unser Dorf zukam, er war nur noch acht Kilometer entfernt.

Der Freitag verging. Sobald Zweifel in mir aufkamen, stoppte ich sie durch ein Fern-REIKI an das Tier. Am Samstag kam Boris von der Klassenfahrt zurück. Kein Vogel war da. Wie sollte ich ihm mein Gefühl verständlich machen, daß unser kleiner Freund bald heimkehren würde?

Mein Sohn verkroch sich in seiner Trauer.

Es war Dienstagabend. Eine Nachbarin kam zu Besuch. Sie wußte vom Verlust unseres Vogels und berichtete mir eine aufregende Geschichte:

Eine ihrer Angestellten erzählte von einem außerordentlich sprachbegabten und sehr zutraulichen Wellensittich, der ihren Eltern zugeflogen sei. Die alten Leute hatten sich gerade zum Abendessen hingesetzt. Es war ein warmer Abend, das Küchenfenster stand offen. Plötzlich hörten sie ein lautes Piepsen. Die Frau ging zum Fenster. Auf der Außenfensterbank saß ein zerzauster Sittich. Als sie sich ihm näherte, flog der kleine Geselle in die Küche, landete auf dem Tisch und stolzierte zum Quell der Nahrung. Ein alter im Keller befindlicher Käfig wurde heraufgeholt und bot dem müden Kerlchen nun eine sichere Schlafstatt. Die Frau fragte herum, ob jemand den Vogel vermisse. Da sich niemand meldete, nahmen sie den lustigen Vogel als neuen Hausgefährten auf.

Ich fragte sofort, wo die Leute wohnen, und war mehr als erstaunt, daß es nur wenige Häuser von meinem entfernt war. Sogleich zog ich mit Boris los – wir waren sicher, daß es sich hier um unseren Poldi handelte.

Da saß er auf dem Wasserhahn. Boris rief ihn, und wie gewohnt kam er sofort zu ihm, liebkoste ihn mit den gewohnten Worten – die nicht immer ganz stubenrein waren –, knabberte an seinem Ohr und plusterte sich wohlig auf.

Sechs volle Tage hatte Poldi draußen überlebt und eine Marathon-Flugstrecke zurückgelegt. Er lebte draußen weiter, weil er zusätzlich rund um die Uhr mit REIKI versorgt wurde und ihm das Licht über unserem Haus den Weg zurück in unser Dorf zeigte. Es war ein Geschenk des Schöpfers, daß wir über Umwegen erfuhren, wo unser kleiner Freund Zuflucht gefunden hatte, und daß wir ihn dort heil und gesund in Empfang nehmen durften.

Die alte Frau bekam von uns als Dank einen neuen Sittich geschenkt.

Uns hat der Ausflug gezeigt, daß wir große Verantwortung für die bei uns lebenden Tiere tragen. Daß wir sie nicht gedankenlos Gefahren aussetzen dürfen, die sie in unserem Klima und fern von jeglichem Verhalten der freilebenden Tiere nicht überleben können.

Unser kleiner Freund zeigte uns jedoch noch viel mehr. Er war uns ein wunderbarer Lehrer.

Poldi und die REIKI-Symbole

Immer wenn ich allein im Haus war, sang und tanzte ich die REIKI-Symbole.

Tags zuvor hatte meine achtzigjährige Mutter von mir den 2. Grad erhalten. Während der Einweihung saß Poldi abwechselnd auf meiner und auf Mutters Schulter. Nach der Einweihung ging ich daran, meiner Mutter die Symbole zu erläutern. Auch hier war Poldi mit seinen lustigen Streichen dabei, knabberte an dem Papier und beförderte die Stifte vom Tisch.

Schon längst gehörte das Wort REIKI in sein Repertoire. Bei all dem dachte ich mir nichts. Das Tier gehörte einfach dazu, obwohl es manches Mal lästig war, wenn er schreiend am Papier zog und die Stifte, die ich gerade aufgehoben hatte, wieder auf den Boden beförderte und laut krakeelend um unsere Köpfe kreiste.

Am Wochenende nach Mutters Einweihung war ich wieder allein im Haus. Ich sang die REIKI-Mantras, tanzte durch das Haus, zeichnete die Symbole offen in die Luft. Poldi saß dabei immer auf meiner Schulter. So achtete ich nicht darauf, was er sprach, ich war zu sehr vertieft in mein eigenes Tun.

Am Abend saß ich lesend im Wohnzimmer, und Poldi kam angeflogen. Schreiend steuerte er meine Schulter an. Ich wollte meine Ruhe haben und scheuchte ihn fort. Doch er kam wieder. Dieses Mal mit einem Stakkato von Worten, die ich kannte. Ich traute meinen Ohren nicht. Lauthals trompetete er mir das Mantra des ersten Symbols ins Ohr, und gleichzeitig wurden seine kleinen Füße heiß.

Vor Überraschung blieb mir der Atem stehen. Dann rannen Tränen über mein Gesicht. Der kleine Kerl hatte sich selbst zusammen mit meiner Mutter den 2. REIKI-Grad genommen. Immer wenn er das Mantra schmetterte, gab er einwandfrei REIKI über seine Füße ab.

Da Poldi auch Begleiter meiner REIKI-Klassen war, amüsierten sich die Menschen über seine Wortkombinationen, auch über das eigenwillige, scheinbar selbst gebildete und sonderbare Wort. Erst meine 2.-Gradler kamen hinter das Geheimnis.

Unser kleiner Bruder starb in den Fängen einer verwilderten Katze, die ich im Haus kurzfristig aufgenommen hatte und gesundpflegen wollte. Boris verzieh diesem Kater nie, daß dieser seinen besten Freund getötet hatte. So mußte ich das kranke Tier aus dem Haus entfernen. Wie alle Tiere dieses Hauses fand Poldi seinen letzten Ruheplatz im Garten. Zusammen mit Sheila liegt er unter einer wunderschönen Hochstammrose.

Mein Umgang mit Tieren ist vergleichbar dem mit Menschen. So haben alle Tiere in diesem Haus mich gelehrt, daß sie absolut keinen »untergeordneten Platz« in unserem Leben einnehmen, vielmehr Partner sind, die uns auf ihre Art zeigen, wie wir den Kontakt zur Natur wieder aufnehmen können, deren Bestandteil wir sind.

Tiefe Achtung und Ehrfurcht sind in mir gewachsen durch die, die mir aufzeigten, wie innig sie auf ganz natürliche Weise mit der großen Kraft des Lebens verbunden sind. Wir sind durch unsere Zivilisation sehr weit weg davon.

Der kleine Poldi zeigte mir klar, daß auch Tiere bewußt die Kraft von REIKI leben und praktizieren. Gewiß anders, als wir es tun, doch immer in völliger Harmonie mit der Schöpfung.

Heathclift und Inges zweiter Grad

Wie immer war der »Dicke« Begleiter in der REIKI-Klasse. Er genoß es sichtlich, in REIKI gebadet zu werden. Der Zeitpunkt der Einweihung kam heran. Ich verließ den Gruppenraum, um im Einweihungszimmer alles vorzubereiten. Es war ein kalter Wintertag und sehr früh dunkel. Im Einweihungsraum hatte ich nur gedämpftes Licht. Ich erwartete wie üblich meine Schüler. Nun klemmt die dortige Tür ein wenig auf dem Teppich und muß schon kräftig zugezogen werden. Inge betrat den Raum. Die Tür irritierte sie ein wenig, und sie ließ sie einen Spalt geöffnet. Dann setzte sie sich auf den Stuhl neben ihrer Nachbarin, die ich als erste in den 2. Grad einweihte. Danach wandte ich mich Inge zu. In diesem Moment – ich hatte Heathclift überhaupt nicht den Raum betreten sehen – sprang der Dicke auf Inges Schoß. Ich merkte schon, daß sie erschrak. Das wäre mir sicherlich ebenso ergangen, wenn ich mich feierlich auf die Einweihung vorbereite, mein Blick bereits mit geschlossenen Augen nach innen gerichtet ist und mir dann ohne Vorwarnung ein Tier auf den Schoß hüpft. Doch Inge blieb sitzen, ohne die Augen zu öffnen. Ihr Herz schlug anfänglich etwas schneller von dem Schreck. Der Kater kümmerte sich überhaupt nicht um die verschreckte Frau, machte sich lang, legte ihr die Vorderpfoten auf die Brust und schob seinen Kopf unter die auf der Stirn zusammengelegten Hände. Mir blieb nichts anderes übrig, als die Situation so hinzunehmen. Es war für mich ein belustigender Moment. Meine eigene Feierlichkeit wich einem Schmunzeln. Der »Dicke« holte sich seinen 2. Grad mit Eleganz, sprang dann von Inges Schoß und stolzierte würdevoll mit erhobenem Schwanz aus dem Raum.

Bei Inge war es ein tiefer Schreck, und ich schickte ihr noch einige Tage danach Fern-REIKI. Immer wenn sie im Haus ist, müssen wir beide in Erinnerung an dieses Erlebnis lachen.

Sandras Erlebnisse

Sandra liebt Tiere über alles, und sie möchte eine weitere Ausbildung zur Tier-Heilpraktikerin machen. Sie schreibt mir zwei ihrer Erlebnisse:

Der Schwarze

Kurz nach meinem 2.-Grad-Kurs fuhr ich im Oktober 1992 nach Korfu in Urlaub. Hinter der Hotelanlage begann gleich ein schöner langer Strand. Dort saß ich nachmittags oft, las ein Buch oder sah mir einfach die Landschaft an. Ein paar Hunde liefen spielend am Strand herum. Plötzlich kam ein kleiner schwarzer Hund zu mir gelaufen. Ich streichelte ihn und legte dann meine Hände auf seinen Körper. Daraufhin ließ er sich in den Sand fallen, schloß genießerisch die Augen, und ich konnte ihm fünfundvierzig Minuten REIKI geben. Dann setzte er sich wieder auf, ließ sich noch ein bißchen kraulen und lief zurück zu seinen Freunden. Jedesmal, wenn ich dem Tier wieder begegnete, kam es zu mir gelaufen, sprang an mir hoch, freute sich und ließ sich streicheln.

Sophie

An einem Freitag im Januar kam ich von der Arbeit nach Hause. Mein Bruder erzählte mir bereits an der Haustür, daß es einem meiner drei Meerschweinchen nicht gut geht. Er hatte Sophie – so hieß das Tier – schon mit REIKI behandelt. Da die anderen beiden Meerschweinchen auch etwas krank zu sein schienen, packte ich sie alle drei in den Transportbehälter und fuhr zum Tierarzt. Es handelte sich um eine Infektion. Alle drei bekamen eine Spritze. Am Wochenende sollte ich erneut vorbeikommen.

Daheim angekommen ging es Sophie immer schlechter, sie war so schwach, daß ihr die Beinchen einknickten und sie auf die Seite fiel. Ich setzte sie mit einer Decke auf mein Bett und versuchte, telefonisch jemanden zu erreichen, der ihr Fern-REIKI schicken würde. Das gelang mir dann auch. Ich nahm Sophie mit der Decke auf meinen Schoß und legte meine Hände auf ihren kleinen Körper. Ihr Atem ging sehr schnell, und Schmerzen schien sie auch zu haben. Ich plazierte meine Hände so, daß sie sich in sie hineinlegen konnte und nicht mehr zu stehen brauchte. Während ich ihr REIKI gab und sie zärtlich streichelte, wurde ihr Atem immer ruhiger und langsamer. Wir sahen uns an, und ich wußte, daß sie jetzt loslassen konnte. Dann hörte sie auf zu atmen.

Ich bin sehr froh darüber, daß ich bei ihr sein durfte und ihr Unterstützung und Liebe geben konnte.

Einige Menschen meinen, daß nur mit größeren Tieren wie etwa Hunden, Katzen oder Pferden eine persönliche Beziehung eingegangen werden kann. Ich glaube, diese Menschen haben noch nicht gemerkt, daß wir alle ja gewollt und Ausdruck des Ganzen sind und daß dabei die Körpergröße und der Nutzen des Tieres keine Rolle spielen. Für diese Menschen sind nur einige Tiere liebenswert und andere – wie das sogenannte »Schlachtvieh« – sind nur dazu da, gemästet, geschlachtet und gegessen zu werden, ansonsten haben diese Geschöpfe keinen Wert für sie.

Anmerkung

Mit REIKI entwickelt sich die Achtung vor allen Lebensformen in einer sehr sanften und liebevollen Weise. Menschen, die viel mit REIKI bei sich selbst arbeiten, REIKI an Tiere, Bäume, Pflanzen und die Erde geben, nähern sich immer mehr dem inneren Verstehen von Ganzheit. Um Ganzheit erfahren zu können, bedarf es auch des Hineinnehmens der ganzen Natur. Grenze ich Teile der Natur aus, lehne ich die darin enthaltenen Elemente – die auch in mir selbst verankert sind – ab, und das kommt der Ablehnung des Schöpfungsaktes gleich. Denn alles hat seine Bedeutung im harmonischen Gefüge. Hätte eine Lebensform keine Bedeutung, wäre sie ganz sicherlich nicht erschaffen worden.

Gina

Von Karin und Peter kommt der Beitrag zur Begegnung mit Gina:

Im Frühsommer war bei meinem Freund Peter und seinem Sohn Heiko »Gina« zu Besuch. Gina ist eine schöngezeichnete kleine Tigerkatze. Sie gehört Barbara, der Freundin von Heiko, Gina ist sehr scheu und schreckhaft.

An einem Vormittag lag Gina wie leblos neben der Tür zum Wintergarten. Peter hockte sich hin, um sie zu streicheln. Bei der ersten Berührung maunzte sie schmerzlich, blieb aber liegen. Das war sehr ungewöhnlich. Peter streichelte Gina vom Kopf bis zum Schwanz, und das Tier miaute kläglicher. Bei der Berührung des Beckenbereiches sprang sie schreiend auf und hinkte in eine andere Ecke. Peter ging ihr nach, und der Vorgang wiederholte sich – schreiend aufspringen und flüchten. Peter richtete sich auf und unterließ weitere Streichelversuche. »Gina ist verletzt! Vielleicht vom Auto angefahren«, schoß es ihm durch den Kopf. »Sie muß zum Tierarzt!«

Um ihre akuten Schmerzen zu lindern, hockte er sich vorsichtig hin, hielt seine Hände über sie und gab ihr REIKI. Gina ließ es zu, wurde merklich ruhiger, und nach kurzer Zeit fing sie an zu schnurren. Ganz vorsichtig, ohne sie zu erschrecken, machte Peter es sich bequem. Gina schien zu schlafen. Wohlig schnurrte sie vor sich hin. Die Zeit verging, Peter wurde der Hintern platt und das Kreuz immer steifer, aber Ginas akute Schmerzen waren gelindert. Der Besuch beim Tierarzt konnte auf den nächsten Tag verschoben werden, dann war Barbara wieder da. Gegen Mittag kam ich – Karin – dazu und erschrak. So ein Häufchen Elend von Katze, das Fell platt, stumpf und leblos. Das war Gina? Mein Herz klopfte bis zum Hals. Ich beugte mich über sie und gab ihr REIKI.

Meine Hände wanderten vorsichtig über ihren kleinen Körper. Gina miaute, sah mich mit großen, klaren Augen an und leckte meine Hände. Peter staunte, die Augen waren vorher noch ganz trübe gewesen. Meine Hände fühlten, daß der untere Wirbelsäulenbereich verbogen war, der Schwanz war leblos bis in die Spitze und das Fell dort in Mofa-Reifenbreite zerfetzt. Ich gab ihr speziell in diesem Bereich REIKI. Ab und zu hielt ich Gina ein Schälchen mit Wasser unter die Nase, und sie trank.

Irgendwann am Nachmittag richtete sich Gina auf ihre Vorderpfoten auf, ihre hintere Hälfte kam dabei nicht nach. Sie war darüber sichtlich erstaunt und schaute erst nach hinten, dann zu mir und leckte meine Hand. Ich legte meine linke Hand unter ihren Bauch und unterstützte ihre Bemühungen aufzustehen. Sehr wackelig stand Gina auf drei Beinen, denn der linke Hinterlauf hing gestreckt, wie leblos, zur Seite. Ich nahm ihren Schwanz in meine rechte Hand und hob ihn hoch wie es Katzen tun, wenn sie gehen, und Gina ging. Hielt ich den Schwanz tiefer, fiel Gina um. Das Stehen strengte sie sehr an, sie zeigte mir deutlich, daß sie auf der rechten Seite liegen wollte. Ich nahm ihr gesundes und krankes Bein in meine Hände und zog beide vorsichtig lang, dann beugte ich sie zurück bis unter ihren Bauch. Sie maunzte schmerzlich, leckte mir aber gleichzeitig die Hände. So machte ich die Übung noch einige Male ganz, ganz vorsichtig und dachte dabei gleichzeitig:

»Karin, was machst du da nur, wenn nun die Wirbelsäule gebrochen ist?« Aber Gina ermutigte mich, sie zeigte mir dankbar, daß meine Hände ihr gut taten.

Bis zum späten Abend bekam Gina REIKI von Peter und mir, bis Barbara kam, um sie nach Hause zu holen. Ich setzte Gina ein REIKI-Depot und betreute sie mit Fern-REIKI.

Am nächsten Tag nachmittags ging Barbara mit Gina zum

Tierarzt. Dieser diagnostizierte: »linksseitiger Beckenbruch«, und verordnete Ruhe. Diese Ruhe hielt Gina nicht ein, und Barbara ließ sie gewähren. Gina wußte, was ihr gut tat. Heute läuft und springt sie, als wäre sie nie verletzt gewesen.

Anmerkung:

Im Fall von Gina wurde Karin durch ihre Intuition geführt, gestützt durch das Tier. Es war ein wunderbares Geschenk, daß sich der Beckenbereich durch das Dehnen und Strecken der Läufe gerade richtete. So konnte die REIKI-Kraft voll wirksam werden.

Wenn Tiere sich Knochenbrüche durch Unfälle zuziehen, gilt genau das gleiche wie beim Menschen. Der Bruch sollte schnell gerichtet und dann für mehrere Stunden mit REIKI versorgt werden. Das sichert eine gute Heilung und geringe oder gar keine bleibenden Schäden. In den meisten Fällen brauchen noch nicht einmal Medikamente gegeben zu werden.

Ist in dir Unsicherheit und auch Angst, »Erste Hilfe« bei einem Tier zu leisten, wird der Arzt es für dich tun. Bitte versuche, das verletzte Tier auf schnellstem Weg zum Doktor zu bringen. Ist das Tier versorgt worden, sind deine REIKI-Hände das Beste, was du geben kannst.

Daisy und Flöhchen

Dieses Hundepärchen ist ein sehr gegensätzliches Gespann. Gerda absolvierte in meinem Haus den 2. Grad. Während des Unterrichtes wollte sie beide in ihrem Auto lassen. In Abstimmung mit der Gruppe waren alle bereit, die beiden Hunde in den Tagesablauf zu integrieren. Also holte Gerda Dackel und Schweizer Sennenhund nach oben, Flöhchen beschnüffelte gleich neugierig alle Dinge, es roch ja so herrlich nach Katzen. Daisy dagegen sah sich verstört um und suchte eine Ecke, in die sie sich verkriechen konnte. Jedes Stuhlrücken oder Aufstehen versetzte sie in Angst, und sie lief dann aufgeregt herum. Gerda erzählte, daß sie elf Monate alt war, als sie sie vom Züchter geholt hatte. Die Hündin war bereits bei anderen Leuten, von denen sie der Züchter wieder zurückgeholt hatte. Was diesem liebenswerten und schönen Tier angetan wurde, vermag keiner zu sagen. Ich denke, daß sie mit Fußtritten und Schlägen mißhandelt wurde.

Wir hatten während des Wochenendes die wunderbare Möglichkeit, mitzuerleben, wie die Hündin allmählich ihre Angst verlor und sich ab und an auch berühren ließ. Der furchtsame Ausdruck in den Augen wich. Die REIKI-Energie im Raum begann sich bereits heilend auszuwirken. Auch die »Übungs-Fern-REIKIS« zeigten ihre Wirkung. Gerda wird daheim mit den Möglichkeiten des 2. Grades ihrer Hündin weiterhelfen. Ich bin sicher, eines Tages faßt Daisy wieder Vertrauen auch zu anderen Menschen.

Flöhchen dagegen genoß sichtlich die vielen Streicheleinheiten, ließ sich mit REIKI verwöhnen und wurde immer kecker und fröhlicher.

Li Ming

Christa erzählt:

Li Ming ist ein kleiner Shih Tzu, zu deutsch etwa »chinesisches Löwchen«, der mich oft, wenn er so im Wind läuft, an den Glücksdrachen »Fuchur« aus dem Film »Die unendliche Geschichte« erinnert.

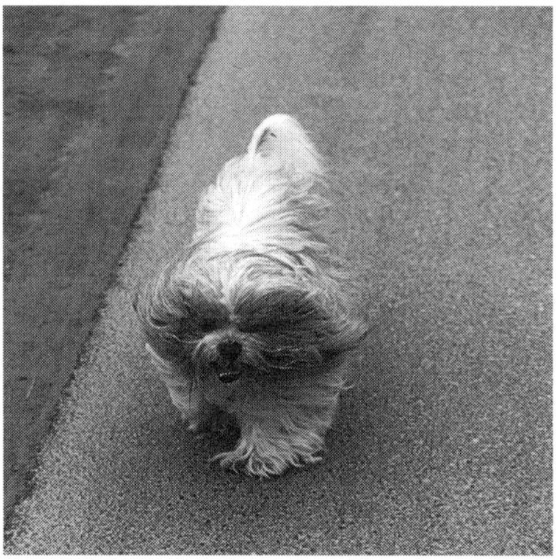

Die Hunderasse Shih Tzu ist nicht gerade pflegeleicht, und darum ist es wichtig, sich für Notfälle frühzeitig um eine Unterkunft zu bemühen, die dem Tier gerecht wird, das heißt, außer der notwendigen Tierliebe sollte auch eine entsprechende Pflege gewährleistet sein.

Ich habe mich als Pflegestelle bei der Hundezüchterin dieser Rasse vormerken lassen und bekam auch bald »Zuwachs«. Shiwa, ein Jahr älter als Li Ming, gesellte sich als »Pflegehund« zu uns und verstand sich auf Anhieb auch mit dem Kater. Shiwas Frauchen war häufig krank, bekam auch eine Sechswochen-Kur verschrieben, somit hatte Shiwa nun ein zweites Zuhause. Es war für mich interessant zu beobachten, wie verschieden die beiden »Löwchen« waren und wie doch jeder seinen Charme hatte. Am schönsten war wohl ihr Spielchen: wer wird am schmutzigsten?

So vergingen viele Jahre, Shiwa besuchte uns häufig, wir hatten viel Spaß miteinander, aber beide Tiere wurden auch älter und ruhiger. Wie bei uns Menschen erfahren auch die Tiere durch kleine Wehwehchen, daß sie nicht mehr die Jüngsten sind. Im September 1992 erfuhr ich dann, daß Shiwa unsere Erde verlassen hat, und wir waren alle sehr traurig. Li Ming bekam noch das Körbchen von Shiwa (da hatten sie sich manchmal sogar beide zusammen hineingekuschelt).

Li Ming wurde aber auch zusehends langsamer, und wir mußten häufig zum Tierarzt, der dann von Rheuma sprach, weil Li Ming so steife Beine beim Gehen hatte und ihm eine Diät gegen sein Darmleiden verschrieb und Augentropfen gegen seine immer trüber werdenden Augen. Der Blick des Tierarztes sagte uns, daß wir uns auf einen Abschied von Li Ming vorbereiten sollten.

Mittlerweile hatte sich unsere Familie wieder vergrößert – endlich haben wir einen lieben Mann im Haus, der genauso tierlieb ist wie wir und uns bei unseren Tiersorgen sehr unterstützt.

Selbstverständlich haben auch Peterchen und Li Ming eine neue Spielgefährtin bekommen, mit meinem Mann kam die schwarze Katze Minka zu uns.

Mein Mann hat viel Erfahrung mit Doggen gemacht und hat mich davon überzeugt, daß auch für so ein liebes großes Tier noch Platz wäre, außerdem hätten wir bei unserer Abwesenheit dann einen pflichtbewußten Wachhund für Haus und Garten! Aber so einfach war dies gar nicht, denn wir wollten einen schwarzen Doggenwelpen – weiblich – geboren möglichst im Frühjahr. Nachdem unser Tierarzt mir eine Anschrift eines Doggenbesitzer-Ehepaares genannt und wir dieses Ehepaar mit Dogge »Egon« besucht hatten, veränderte sich unser Leben! Ja, es klingt unglaublich, aber heute weiß ich, daß dieses Kennenlernen kein Zufall war! Wir bekamen unsere »Wunschdogge Dunja«, Li Ming freute sich über das noch kleine Mädchen, aber sein Alter machte ihm und auch uns zu schaffen.

Durch unsere neuen Freunde lernten wir dann *REIKI* kennen, und wir hatten das Gefühl – *das* muß es sein! Spontan meldeten wir uns im Oktober 1993 zu einem Seminar an und waren begeistert und auch überzeugt davon, etwas Wertvolles erhalten zu haben! Wieder zu Hause, wurde alles, was lebt, verwöhnt! Wir haben allen Pflanzen, Tieren und auch uns gegenseitig regelmäßig REIKI gegeben, REIKI floß ständig – und den Erfolg konnten wir spüren. Das schönste Ergebnis aber war, daß Li Ming sich täglich mehr erholte, er die REIKI-Behandlungen regelmäßig genoß und bald schon klare Augen hatte und immer lebhafter wurde.

Die Behandlung verlief täglich folgendermaßen:

Handauflegen: Position 1 Augen, ca. zehn Minuten – Position 2 Bauch und Darm, ca. zehn Minuten – Position 3 Hinterpfoten, so lange der kleine Hund es wollte. Er schaffte bequem 30 Minuten, es war die Lieblingsstellung von Li Ming, die er heute noch genießt.

Heute – ein halbes Jahr nach unserem ersten REIKI-Seminar, sind wir so von dieser universalen Lebenskraft überzeugt, daß REIKI einen festen Platz in unserem Leben eingenommen hat und wir bereits im März 1994 in den 2. Grad eingeweiht wurden.

Unsere schönsten Tiererfolge bis heute:

1. Egon, die liebe Dogge unserer neuen Freunde, hatte einen Herzfehler. Er litt sehr darunter, erhielt vom Arzt Medikamente, fraß kaum noch, und man merkte es ihm an, daß sein Leben auf der Erde bald zu Ende sein würde. Es war sehr traurig, aber doch beruhigend, daß ihn sechs »REIKI-Hände« beim Einschlafen begleiten konnten.

2. Unsere Doggen (die Freunde haben sofort einer neuen

Dogge »Digo« ein liebes Zuhause gegeben) genießen REIKI beim Schlafen, da sie einfach noch zu jung und zu wild sind, und werden so vor eventuellen Krankheiten geschützt.

3. Li Ming zeigt für sein Alter – er wird zehn Jahre alt (für diese Hunderasse schon ein sehr hohes Alter) – doch erstaunliche Lebenskraft, und er erinnert mich bei seinem Lieblingswetter – nicht zu warm, aber windig und trocken – tatsächlich wieder an »Fuchur«, den Glücksdrachen aus dem Film »Die unendliche Geschichte«.

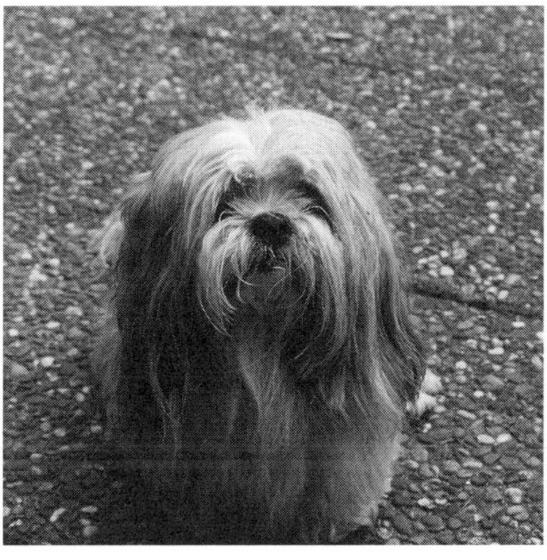

Das bin ich heute, Li Ming, ich bin gesund dank REIKI.

Statt einschläfern – REIKI 1. Grad

»Die Frage nach dem Sinn liegt oftmals in der Antwort des Herzens.« Dieser Bericht kommt von Stephan Havemann, REIKI-Meister aus Kiel:

Ich bin gerade unterwegs gewesen, um gemeinsam mit Gero, einem 2.-Grad-Schüler von mir, Tieraufnahmen für dieses Buch zu machen. Da ich die Idee hatte, auch möglichst große »Objekte« beim REIKIgeben fotografieren zu lassen, fuhren wir spontan zu einer Landarztpraxis in einem kleinen Dorf namens Owschlag. Cordula, die Mitbesitzerin, eine gestandene Tierärztin, begrüßte uns schon von weitem und freute sich sehr über unser Kommen, hatten wir uns doch schon eine ganze Zeit nicht mehr gesehen. Ich schilderte kurz unser Vorhaben. Ohne viel zu überlegen, billigte sie unsere »Fotosafari«. Die Pferde wurden von der Weide geholt.

Während Gero und ich eifrig zu Werke gingen, meinte Cordula, wir sollten uns doch bitte unbedingt noch einer Patientin in der Praxis annehmen. Nur zu gerne willigten wir ein. Im Haus selber legte sie dann vorsichtig eine Katze auf den Untersuchungstisch. Das Tier hatte seit Tagen schon keine Nahrung mehr zu sich genommen und war dadurch stark abgemagert. Sie hatte den berüchtigten »Katzenschnupfen« und Leukämie und litt zudem unter starker Kurzatmigkeit. Alle Versuche Cordulas, das Tier mit Antibiotika wieder zu stabilisieren, waren bislang fehlgeschlagen. »Wir werden sie wohl einschläfern müssen«, meinte sie resigniert. »Von seiten der Schulmedizin habe ich leider keine Hilfe mehr anzubieten, wir wollen sehen, was REIKI macht.«

Schon bei der ersten Berührung »zog« der Lungenbereich stark Energie. Wohin unsere Hände auch wanderten, wir dampften aus allen Poren. Da der Praxisbetrieb weiterlief,

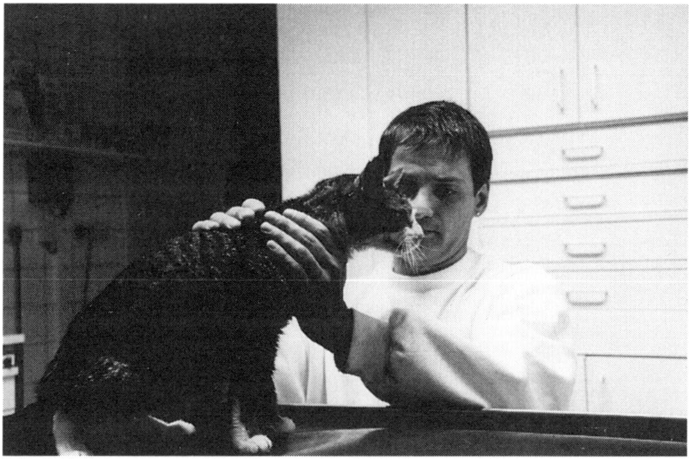

nahmen wir die Katze mit in den Röntgenraum, um sie dort weiter mit REIKI zu unterstützen. Das Tier schaute uns nach einiger Zeit wieder etwas klarer aus den stark geschwollenen Augen an. Auch der Atem hatte sich spürbar verbessert.

In dieser Situation habe ich – vielleicht für einige REIKI-MeisterInnen ungewohnt – das Tier in den 1. Grad eingeweiht. Nun mag sich das etwas seltsam anhören. Eine Katze in REIKI einzuweihen – geht das überhaupt und wer hat dir gesagt, das sei in Ordnung?

Es wird im REIKI viel von der eigenen inneren Weisheit gesprochen. Ich möchte aber lieber sagen, daß es REIKI war und ich nur gerade am richtigen Ort gewesen bin, um es zu tun. Alles ist eben REIKI. Und wenn ein Geschöpf aus tiefstem Herzen liebevoll um die Unterstützung durch REIKI bittet, machst du es ihm dann verwehren?

Die darauffolgenden zwei Tage habe ich die Katze noch mit Fern-REIKI begleitet. Cordula erzählte mir, daß das Tier bereits am zweiten Tag wieder begonnen hatte, selbst zu fressen.

Von Einschläfern war keine Rede mehr, denn nun, da das Tier wieder stabiler mit REIKI wurde, konnte auch mit der Schulmedizin weiter geholfen werden.

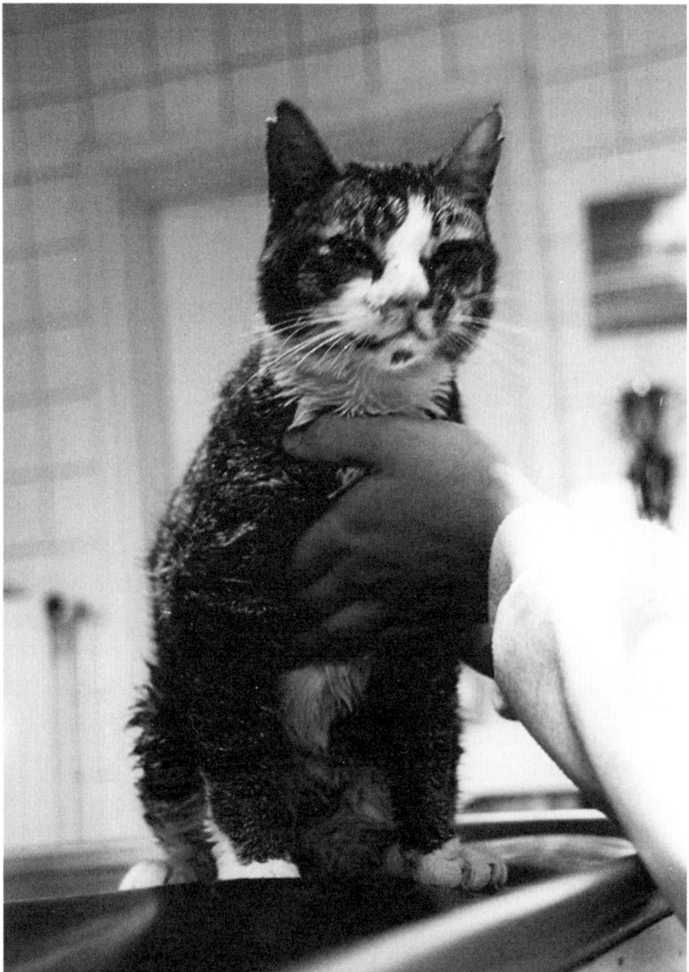

REIKI bei unseren Haustieren

Hunde

Dein Hund zeigt dir sehr deutlich, wo ihm deine REIKI-Hände guttun. Er wird sich drehen und wenden, bis du genau die Stelle unter deinen Händen hast, die jetzt Energie benötigt.

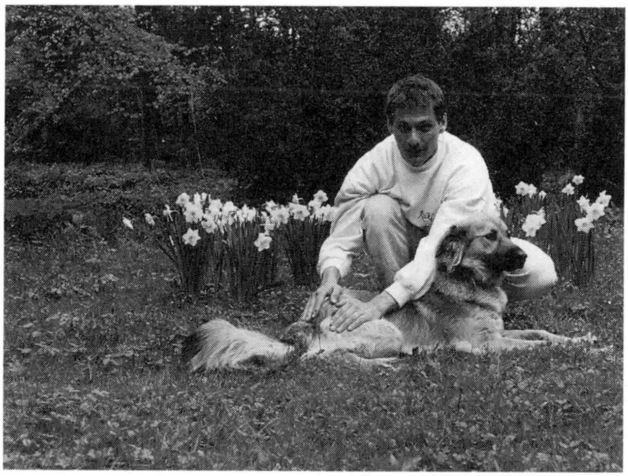

Hunde schätzen es sehr, wenn du beide Hände auf die Oberschenkel legst oder REIKI in die Bauchregion gibst. Am Kopf ist ihm REIKI angenehm, gibst du es hinter den Ohren, schon mehr zum Nacken hin. Spare die Augen aus. Ein gut sehender Hund mag es nicht, wenn du ihm die Augen bedeckst, er wird den Kopf wegdrehen.

Zumeist wird sich dein Hund mit einem tiefen, genüßlichen

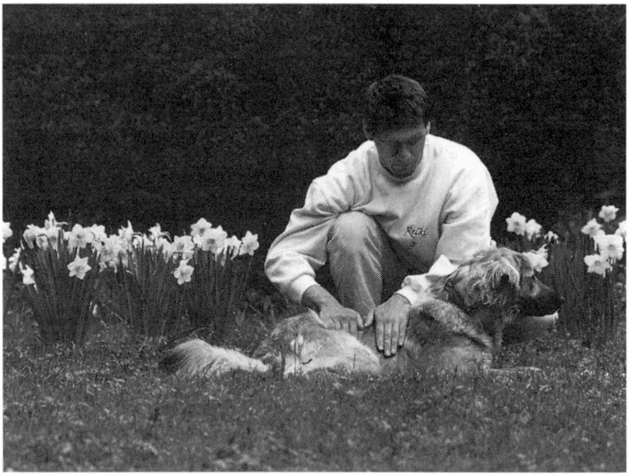

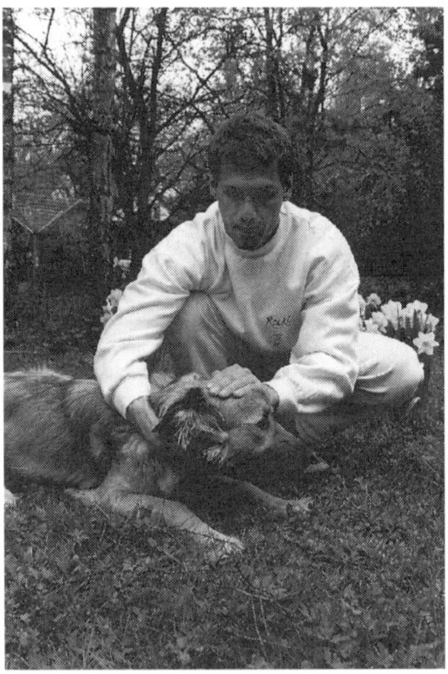

Seufzer hinlegen, so daß du jeweils die Hände seitlich vom Nacken bis zum Schwanz und den Hinterläufen auflegen kannst. Dann versorge die andere Seite ebenso.

Gerade bei großen Hunden ist die tägliche Versorgung der Wirbelsäule angezeigt. Viele der überzüchteten Hunderassen neigen zu Problemen mit den Bandscheiben – Dackel, Schäferhunde, Doggen, Bassets und so weiter. Gib REIKI, indem du eine Hand hinter die Ohren legst und die andere Hand auf die Schwanzwurzel.

Ein gesunder Hund wird dir nach etwa 15–20 Minuten zeigen, daß er nun genug hat, schwanzwedelnd trollt er sich dann meist.

Ist dein Hund krank oder alt, wird er länger REIKI zulassen. Nimm dir die Zeit, täglich deinem Tier REIKI zu geben. Unsere Rassehunde sind überzüchtet und wesentlich empfindlicher als ein Mischling.

Meine Dogge wurde dank REIKI trotz ihrer Leukose zehn Jahre alt (Lebenserwartung sieben bis acht Jahre).

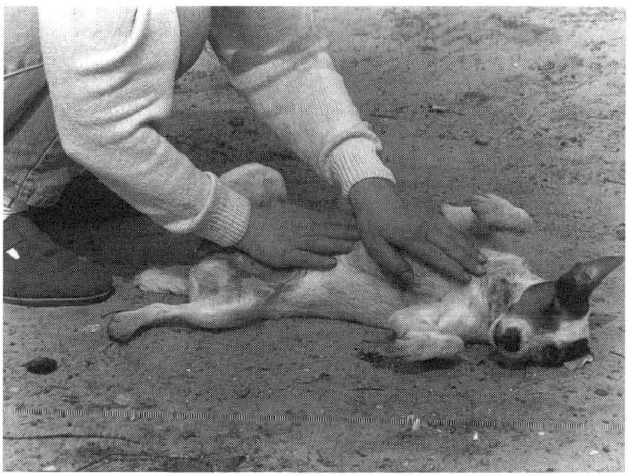

Manchmal bekommen wir einen Hund aus zweiter Hand oder holen ihn uns aus dem Tierheim. In vielen Fällen sind diese Vierbeiner dann verhaltensgestört, überängstlich, Angstkläffer oder aggressiv. Möchtest du deinem Hund dann wirksam helfen, solltest du den 2. REIKI-Grad in Erwägung ziehen, damit du gezielt die seelischen Wunden mit REIKI betreuen kannst. Hab Geduld mit deinem Hund. Oft sitzt die Verletzung und Angst sehr tief. Deine Liebe und REIKI erreichen seine Seele, und du kannst Fortschritte der Gesundung auch in diesem Bereich deutlich erkennen. Setze im 2. Grad das Symbol für die Mentalheilung ein.

Es ist auch angezeigt, die Nahrung eines Hundes sowie das Wasser mit REIKI aufzuladen. Vor allem dann, wenn du viel Trockenfutter fütterst.

Katzen

Katzen sind bekanntlich Tiere mit einem starken Eigenwillen. Manche Katze wird ungemütlich, wenn du ihr den Bauch streichelst, andere reagieren mit Unmut, sobald man ihnen

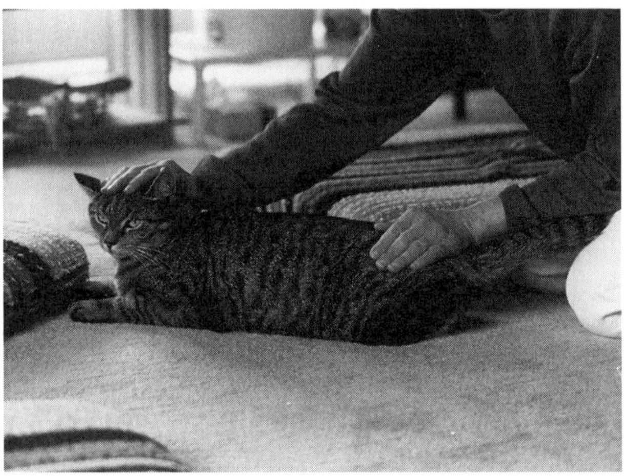

Eine schöne Position, die Katzen allgemein bevorzugen

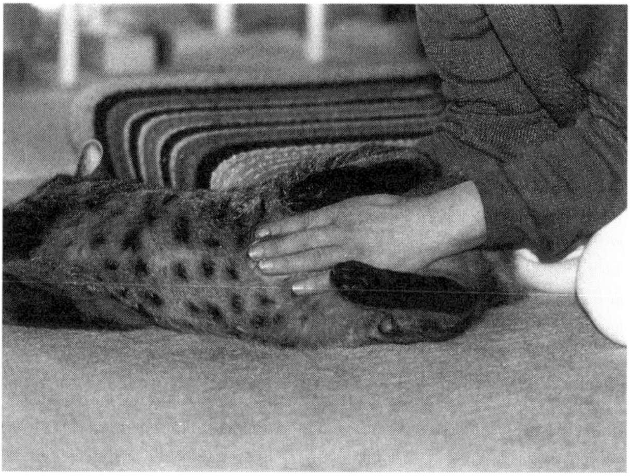

Nicht alle Katzen lassen sich so REIKI geben. Meine kastrierten Kater jedoch mögen REIKI am Unterbauch sehr.

über die Wirbelsäule streicht. Fast alle mögen jedoch das Kraulen des Kopfes und der Halsregion.

Eine gesunde Katze wird in der Regel acht bis zehn Minuten Kontakt-REIKI zulassen. Das reicht aus, um ihren Energievorrat aufzufüllen, da sie intuitiv andere Kraftquellen zum Aufladen benutzt – Kreuzpunkte von Wasseradern, Erdstrahlen und auch die Magnetfelder von Fernsehern. Ihr bekommen diese Felder hervorragend, während der Hund sie tunlichst meidet.

Du kennst deine Katze und weißt, wo sie deine Hände mag und wo nicht. Läßt sie sich von dir auf den Arm nehmen oder legt sie sich auf deinen Schoß, kannst du dem kastrierten Kater gut REIKI auf sein Hinterteil geben. Der sterilisierten Mieze versorge verstärkt die OP-Narbe. Beide Eingriffe, Kastration und Sterilisation, sind ohne Einwilligung des Tieres vorgenommen worden und beeinflussen das Naturverhalten stark. Deswegen solltest du deiner Katze sehr viel Zuwendung mit REIKI schenken, damit auch der Bereich der Seele heilen kann.

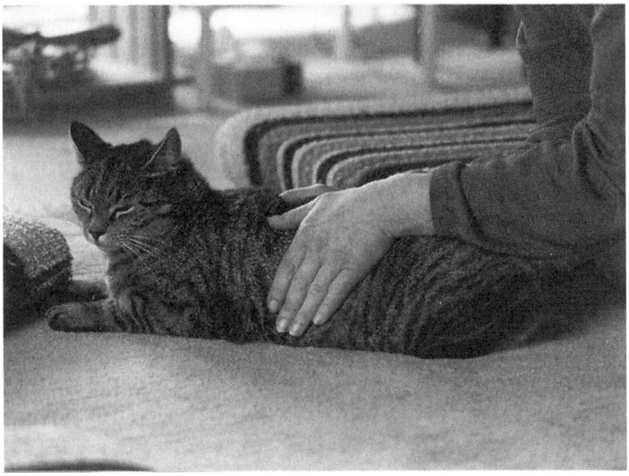

Das ist der Kater Heathclift. Er liebt es, bei den REIKI-Treffen und -Gruppen dabei zu sein.

Es kann durchaus sein, daß sich deine Katze in den Tagen, in denen du den 1. REIKI-Grad empfangen hast, deiner Berührung entzieht. Für die Tiere ist es ungewöhnlich, daß bei Menschen die Universale Lebensenergie aktiviert ist. Du kannst bei ihnen sowohl Erstaunen als auch so etwas wie leichtes Mißtrauen erkennen. Sie merken aber sehr schnell, daß du eine »Tankstelle« geworden bist und holen sich ihr REIKI, wann immer sie es brauchen.

In der Regel gestatten auch Katzen eine sanfte Berührung während des Schlafes. Lege dann deine Hände ganz leicht auf.

Im Schlaf dreht dir dein Tier den Bauch entgegen, reckt sich und genießt die Energie. Achte darauf, wann es genug von deiner Nähe hat.

Du solltest auf alle Fälle vermeiden, deiner Katze gewaltsam REIKI zu geben, indem du sie festhältst. Respektiere ihre Wünsche.

Kranke Katzen verkriechen sich häufig. Sorge dann dafür, daß das Tier für dich und deine REIKI-Hände erreichbar bleibt, indem du den Korb oder die Decke wenn möglich in einen separaten Raum bringst und dort das Tier betreust, bis es wieder auf dem Damm ist. Falls deine Katze im Krankheitsfall eine direkte Berührung als schmerzhaft durch Miauen anzeigt, kannst du sie im Aurafeld versorgen.

Käfigvögel

Sehr häufig sind Wellensittiche, Papageien und Kanarienvögel handzahm, so daß du sie wunderbar mit REIKI versorgen kannst. Nimm den Vogel ganz leicht zwischen deine Hände, so daß das Köpfchen frei bleibt und dein Vogel, wann immer er mag, deine Hände verlassen kann.

REIKI unterstützt stark das Sprechverhalten der Sittiche, Papageien und auch der Krähenvögel – Dohlen, Krähen, Raben. Bekommst du den Vogel als ganz junges Tier, wird es mit REIKI schnell zahm sein und dich und deine Familie mit viel Lebendigkeit erfreuen.

Vögel, die es nicht kennen, in die Hand genommen zu werden, versorge mit REIKI, indem du deine Hände an den Käfig legst. Mag sein, daß sie anfänglich leicht irritiert sind, dann geh etwas vom Käfig ab.

Das Futter deiner Vögel reichere mit REIKI an. So nehmen sie auch über die Nahrung die REIKI-Kraft auf.

Wildvögel – Wasservögel

Findest du einen verletzten Wildvogel, dann sei ganz besonders behutsam in deinen Bewegungen und rede nur leise. Verletzte Wildvögel sterben weniger an ihren Verletzungen als vielmehr am Schock durch Menschenhand. Vermeide es, den Vogel öfter als notwendig zu berühren. Du kannst gut REIKI im Aurafeld geben. So gewinnt er Vertrauen zu dir. Hast du den 2. Grad, kannst du über die Symbole geistig Kontakt aufnehmen. Sprich mit dem Tier, vermittle ihm deine Liebe und gib Fern-REIKI, sofern du nicht per Hand fütterst, der Vogel also noch selbst Nahrung aufnimmt. Auch hier versorge Wasser und Nahrung vorher mit REIKI. Vielleicht möchtest du dem kleinen Gesellen auch einen Namen geben. Sprich ihn oft damit an. Am Klang des Namens orientiert er sich vertrauensvoll, und du hast später eine gute Möglichkeit, deinen gefiederten Freund auch nach Entlassung in die freie Natur noch eine Weile mit Fern-REIKI zu betreuen.

Zugvögel

Viele unserer Zugvögel erreichen die Stätte ihrer Geburt nicht mehr, da sie unterwegs oft zu wenig Nahrung finden, dann geschwächt niedergehen und so zur willkommenen Beute für andere am Boden lebende Fleischfresser werden. Mit dem 2. REIKI-Grad hast du es in der Hand, den Flug der Zugvögel zu begleiten und dem Schwarm mehr Energie zur Verfügung zu stellen. Schickst du Fern-REIKI an die Zugvögel, sieh sie in einer Hülle aus weißgoldenem Licht Kraft auftanken.

Hühner

In den ländlichen Gemeinden halten auch private Haushalte häufig Enten, Gänse oder Hühner, um stets frische Eier zur Verfügung zu haben. Nicht immer haben unsere gefiederten Freunde ein artgerechtes Gehege. Doch im »landwirtschaftlichen Kleinbetrieb«, so werden bei uns die Haushalte genannt, die auch Nutztiere halten, meiner Schülerin Thekla und ihrer Eltern fühlen sich die Tiere wohl. Sie bekommen alles, was sie brauchen. In den Großbetrieben ist es unüblich, einem Tier so viel Beachtung zu schenken. Das Tier hat hier keinen Stellenwert als Ausdruck der göttlichen Schöpfung, es ist reines Nutzobjekt.

Bei Thekla bin ich dann Emma begegnet, einer hochbetagten Hühnerdame, die im Gehege ihr Gnadenbrot erhält. Eier legt sie schon lange nicht mehr. Emma ist trotz ihres Alters recht munter, hat jedoch eine starke Beeinträchtigung am linken Auge, das durch einen Altersttumor seine Sehfähigkeit eingebüßt hat. Emma scheint das nicht weiter zu stören. Ich habe ihr REIKI gegeben, damit sie sich noch recht lange des Lebens erfreut.

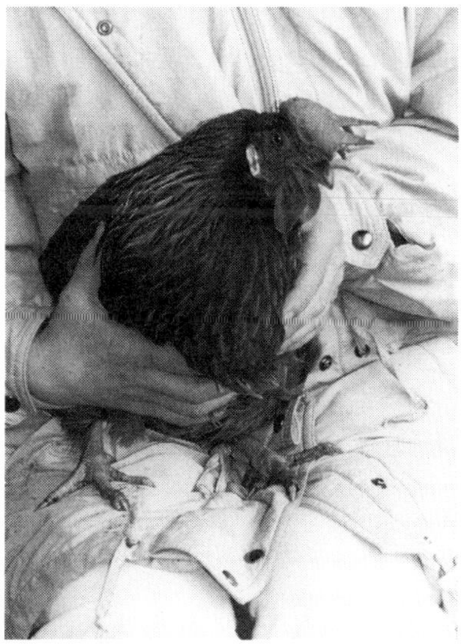

Emma hat ein Karzinom am Auge. Es erhält REIKI, um sich weiter im Gehege zu erfreuen.

Dem Stadtmenschen ist die Haltung von Hühnern fremd. Er kennt zwar Eier, doch selten einmal hat er ein Huhn *richtig* gesehen, geschweige angefaßt. Die ländliche Bevölkerung hält häufig sowohl Hühner als auch Gänse. Sei es als Hobby oder als Nutzen. REIKI-Hände sind auch im Hühner- und Gänsestall nicht nur Helfer, sondern auch Pfleger. Kranke Tiere können aus der Gruppe recht einfach herausgenommen werden, um Kontakt-REIKI zu erhalten. So wie Emma die Hände sichtlich genoß. Sind unterschiedliche Tierarten vorhanden, empfiehlt sich der 2. REIKI-Grad, denn nicht immer ist so viel Zeit vorhanden, jedes Tier am Tag mit der notwendigen Lebensenergie zu versorgen.

REIKI-Praktiker, die nicht im ländlichen Gebiet daheim sind, jedoch solche Tiere betreuen, sollten folgendermaßen vorgehen: Laß dir das Tier von seinem Halter bringen. Das ist einfacher, denn den Halter kennt es. Es wird sich einfangen lassen, so daß du es besser betreuen kannst. Nimm das Huhn auf deinen Schoß, so daß sich seine Beine zwischen deinen Beinen befinden, denn falls das Huhn anfangs unruhig ist und fort möchte, kann es dich mit den scharfen Krallen ordentlich kratzen. Dann lege deine Hände einfach seitlich um den Körper herum. Zehn Minuten REIKI reichen hier aus.

Enten

Auch in der Tierwelt kommt es vor, daß Mütter ihre Kinder nicht annehmen; daß Enten befruchtete Eier legen, diese jedoch keine Ausbrütung bekommen. Das bedeutet dann, die Eier müssen künstlich ausgebrütet werden.

So war es auch bei diesem Entchen und seinen Geschwistern. Sie schlüpften zu einem Zeitpunkt, wo es noch sehr kalt war. Also kamen die gelben Winzlinge in eine Aufzuchtkiste, über der wärmend eine Kälberlampe (Rotlicht) hing. Hast du einmal Gelegenheit gehabt, das leise Geschnatter von Entenküken zu hören, die sich wohl fühlen? Es ist wie ein ganz sanftes Streicheln. Die Aufzuchtkiste der Entchen stand im Schafstall, zu dem auch die ausgewachsenen Enten Zugang haben. So lernten die Kleinen ihre künftige Familie zumindest durch die Nähe schon einmal kennen. Sicher, eine Kälberlampe ersetzt das wärmende und schützende Gefieder und die Nähe der Mutter nicht. In solchen Fällen können wir jedoch mit REIKI viel tun. Werden die Küken jeden Tag für einen längeren Zeitraum mit REIKI betreut, wachsen sie auch gesund und munter auf.

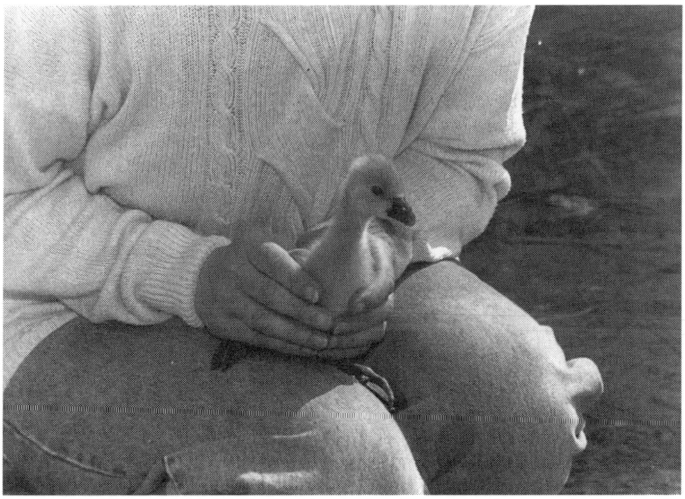

Dieses Küken wurde »maschinell« ausgebrütet. REIKI-Hände geben ihm die fehlende Liebe und die Nähe der Mutter.

Mein Sohn hatte vor Jahren einmal ein völlig unterkühltes und unterernährtes Entenkind gefunden und mit heimgebracht. Ich lieh mir bei einem Nachbarn eine Kälberlampe, so daß es stets gewärmt wurde. Tweety entwickelte sich zu einem stattlichen Erpel. Er liebte es, im Fond des Autos herumzufahren, saß schnatternd auf dem Garagendach (– Freunde sagten: »Euer abgebrochener Storch«), fuhr im Fahrradkorb auf dem Gepäckträger mit und war ansonsten eben eine sehr »menschliche Ente«.

Einem einzelnen Tier können wir natürlich besser unsere ganze Aufmerksamkeit zuwenden, werden es dann aber mehrere, sollte schon mit dem 2. Grad gearbeitet werden. Wobei es auch hier wichtig ist, daß die Tiere immer wieder den direkten Kontakt zu dir und deinen Händen haben. Auch eine Ente solltest du mit ihren Beinen zwischen deine nehmen. Dadurch verringerst du eine schmerzhafte Kratzwunde. Mein Erpel hüpfte uns freiwillig auf den Schoß und ließ sich kraulen, das würde natürlich ein fremder »Patient« nicht machen.

Sei ganz behutsam und ruhig beim REIKI-Geben. Dein »Patient« kennt sicherlich nicht eine derart nahe Berührung und wird versuchen zu entkommen. Hat er erst einmal die Energie gespürt, wird er sich entspannen.

Fische

In vielen Haushalten befinden sich Aquarien mit Warmwasserfischen. Oftmals haben die Zierfische einen qualvollen und entbehrungsreichen Weg in unsere Wohnzimmer gefunden. Wenn du Besitzer eines Aquariums bist, denke daran, daß die Fische ihrer Heimat und ihrem Ursprung entrissen wurden und in deinem Aquarium – wenn auch von dir gepflegt und ernährt – doch ein Gefangenendasein fristen. Immer sind die Behälter viel zu klein für ein Lebewesen, das sich frei bewegen konnte. Sie wurden vom Schwarm getrennt und entwickeln in Gefangenschaft häufig Kannibalismus.

Mit REIKI hast du eine Möglichkeit, den Fischen in deinem Aquarium ein wenig mehr zu geben als Wasser zum schwimmen und Nahrung. Lege deine Hände an die Glaswände und laß die heilende Energie zu den Fischen fließen, ins Wasser und zu den Pflanzen.

Vielleicht, lieber Aquariumbesitzer, danken es dir diese Lebewesen mit ihrem schnellen Tod, und du entschließt dich dazu, den Raub von Fischen aus den Meeren nicht mehr durch Nachkauf zu unterstützen. Was hältst du davon, wenn du dich mit Wasserpflanzen begnügen würdest, die von Natur aus einen festen Standort haben, den sie nicht verlassen, und die du mit deinen REIKI-Händen zu deiner Freude gedeihen läßt?

Du beruhigst dich auch an den standortgebundenen Wasserpflanzen, die in einem Aquarium einen artgerechten Lebensraum finden. Unterstütze nicht das Leerräumen unserer Ozeane, indem du Fische aus der Weite des Meeres in deinem Wohnzimmer in einem Glasbehälter einsperrst.

Möchtest du die Tierwelt in den Ozeanen kennenlernen, wird dir dafür nur noch wenig Zeit bleiben. Immer mehr Arten sterben aus und sind für die Zukunft nur noch auf einem Video anzuschauen.

Laß die Fische deines Aquariums auf natürliche Weise gehen, denn zurückbringen kannst du sie nicht mehr. Was du aber tun kannst, ist, dir keine neuen Gefangenen mehr ins Haus zu holen.

Hausschaf

Unsere Hausschafe sind durch viele Kreuzungen oftmals überzüchtet. Die weiblichen Tiere leiden häufig unter Gebärmuttervorfall. Zudem reagieren alle Schafe hyperempfindlich auf Lärm oder ruckartige Bewegungen. In den Herden sind sie heute kaum mehr zutraulich. Ein allein aufgezogenes Schaf ist anders.

Locke deine Schafe wie gewohnt. Hast du ein krankes Tier darunter (Gebärmuttervorfall), bringe das Organ wie ge-

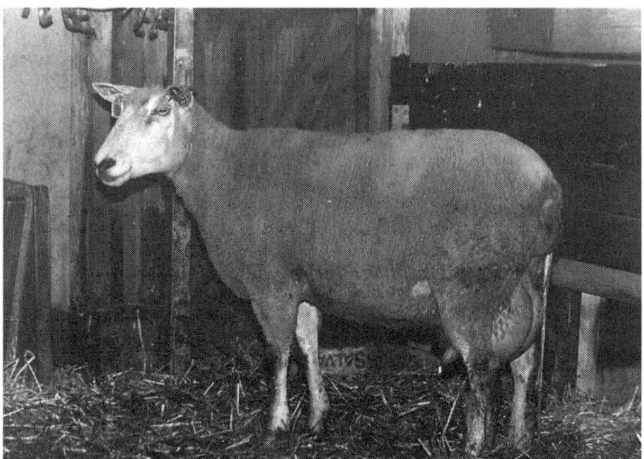

Dieses Mutterschaf wurde während der Geburt (es kamen zwei Lämmer) mit REIKI betreut.

wohnt zurück über den Vaginalkanal. Du wirst merken, daß das Tier nicht wie sonst zappelt und fort will. Es spürt die wohltuende Kraft von REIKI und läßt sich problemlos behandeln. Vielleicht ist es anfänglich notwendig, daß du das Schaf festhalten läßt, um etwa zehn Minuten REIKI direkt auf das Hinterteil geben zu können. Das Gewebe um After und Vagina ist bei Schafen sehr »ausgeleiert«. Versorge das betroffene Tier möglichst über einen längeren Zeitraum, damit sich das Gewebe durch die REIKI-Kraft stärken kann.

Hast du den 2. Grad, kannst du der ganzen Herde jeden Tag Fern-REIKI schicken. Sie werden mit der Zeit weniger empfindlich reagieren und vitaler sein.

Schafe, die über einen längeren Zeitraum regelmäßig mit REIKI betreut werden, sind auch weniger anfällig für Infektionen.

Im Frühling ist die Zeit der Lämmer. Manchmal nimmt das Muttertier das Neugeborene nicht an. Mit REIKI hat das Lämmchen auch mit Ersatzmilch große Chancen durchzukommen.

Kühe

Kranke oder verletzte Kühe – natürlich auch Bullen und Stiere – brauchen nicht so schnell zur Notschlachtung, wenn der Halter REIKI-Hände hat. In Zusammenarbeit mit dem Tierarzt haben die Rinder große Chancen, wieder völlig gesund zu werden und sich der Weide zu erfreuen.

Aufgestallte Kühe kannst du leicht behandeln, auch als Stadtmensch. Kühe sind in der Regel sanfte und friedvolle Tiere.

Häufig leiden Milchkühe unter schmerzhaften Euterentzündungen, die so manches Mal durch Melkanlagen hervor-

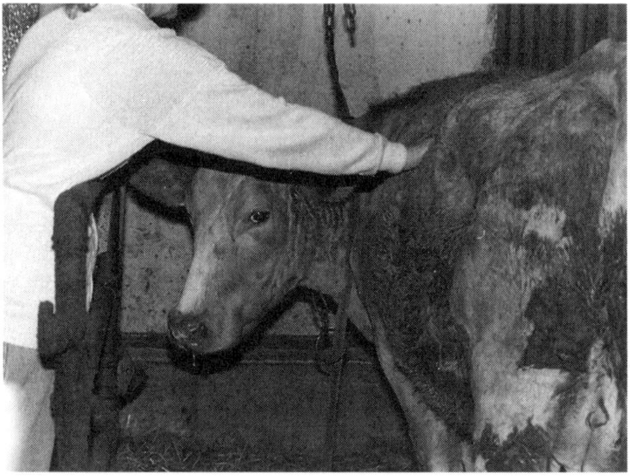

Diese Kuh hatte kurz zuvor gekalbt und war noch aufgestallt.

gerufen werden oder durch das Herauszüchten von besonders großen Eutern, die viel zu schwer werden. Gib dann direkt REIKI auf das Euter. Mit dem 2. Grad empfiehlt es sich, verstärkt das Immunsystem der Tiere zu motivieren. Von deinem REIKI-Meister oder deiner -Meisterin hast du die Mentalheilung gelernt, die du bei Infekten wirkungsvoll einsetzen kannst.

Die meisten Kälbchen werden gleich nach ihrer Geburt von den Müttern getrennt. Das ist sehr schmerzhaft für beide. Die Milchproduktion macht ein solches Vorgehen (wirklich?) notwendig. Oftmals entwickeln die Tiere dann Neurosen. Möchtest du den Tieren die Phase der Trennung erleichtern, solltest du Kühen und Kälbern gerade in der ersten Trennungszeit viel REIKI geben. Das ist mit dem 1. Grad sicherlich viel zusätzliche Arbeit. Durch REIKI wird in dir selbst eine veränderte Einstellung zur Tierhaltung wachsen. Die Tie-

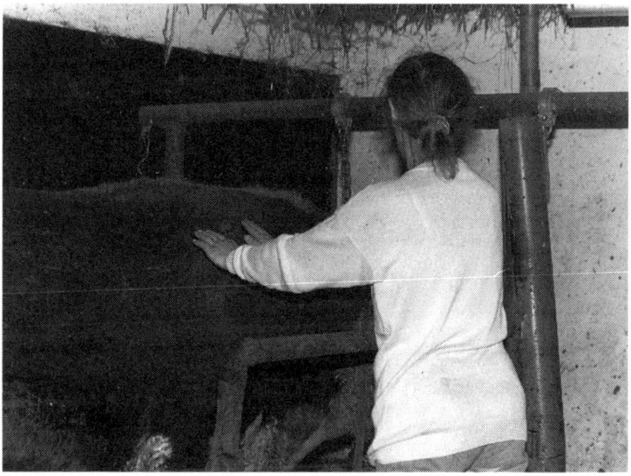

re werden dich viel lehren. Die synthetische Kälbermilch bereite mit REIKI auf. Du bietest den Kälbchen damit einen guten Start für eine gesunde Entwicklung.

Ich habe erlebt, wie unwürdig Schlachtvieh behandelt wird, sowohl vom Landwirt als auch vom Schlachter. Auch wenn Tiere in unserer Nahrungskette immer noch einen enorm großen Stellenwert haben, steht ihnen das Recht zu, uns ihren Körper als Nahrung in Würde zu übergeben. Bring deine Tiere also zum Schlachten dorthin, wo du sicher sein kannst, daß sie ohne Verachtung für uns Menschen von uns gehen. Entlasse sie aus deiner Obhut mit REIKI und angstfrei, im Wissen, daß sie damit ihre gewählte Aufgabe erfüllen. Das Fleisch solcher Tiere ist für den Menschen bekömmlicher, wenn es denn unbedingt Fleisch sein muß.

Pferde

Pferde sind REIKI-Genießer. Diese edlen Tiere bekommen es schnell mit, wenn ihr Halter oder die Halterin REIKI-Hände hat. Du kannst deinem Pferd sehr schön REIKI beidseitig des Halses geben. Sie mögen REIKI auch gern auf der Hinterhand und zwischen den Ohren.

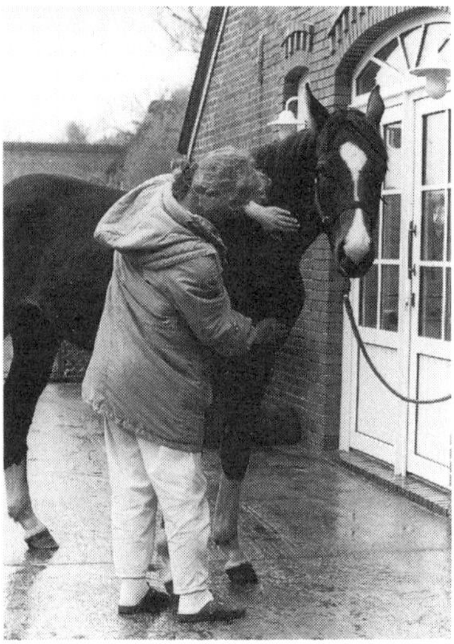

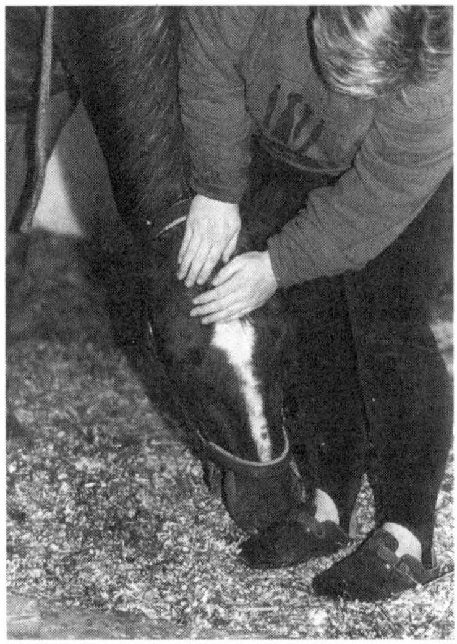

Wenn du mit deinem Pferd arbeitest und den 2. Grad hast, gib dir und dem Tier während eures Ausrittes Fern-REIKI. Die gemeinsame Verbindung während eures Zusammenseins schafft sehr viel Harmonie zwischen Reiter und Roß.

Setzt du dein Pferd zur Arbeit auf dem Land oder als Zugpferd ein, gib ihm während des Anschirrens etwa zehn Minuten REIKI seitlich am Hals. So wird ihm die Arbeit leichter und freudvoller.

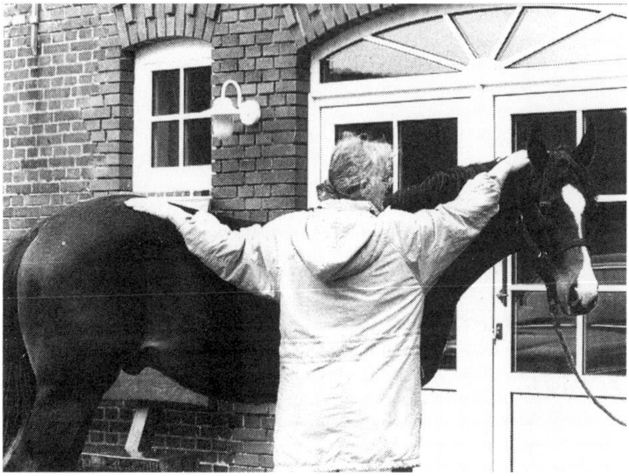

Eliot ist erst ein Jahr alt. Noch kann ich ihm problemlos im Stehen REIKI geben. Zwei Jahre später ist Fern-REIKI für diese Position angezeigt.

Im Sommer leiden Pferde häufig unter schmerzhaften Bremsenstichen, die sich leicht entzünden. Gib REIKI auf die betroffenen Körperpartien und reibe die Stellen mit einer lindernden Salbe ein.

Gehst du mit deinem Pferd auf Turniere, versorge dich selbst vorher mit etwa 30 Minuten REIKI, ebenso das Tier. Auf Turnierplätzen herrscht immer eine Atmosphäre von Lampenfieber und Spannung, die Pferde sind dann leicht nervös. Das kannst du für dich und das Tier mit REIKI mildern. Mit dem 2. Grad hülle dich und dein Pferd in ein REIKI-Depot von Kraft, Ruhe und Freude. Nach getaner Arbeit ist es schön, wenn du deinem Pferd jeweils drei bis fünf Minuten REIKI in die Fesseln gibst.

Hast du eine trächtige Stute im Stall, betreue die Mutter vor der Geburt täglich mit REIKI, besonders in der Region des

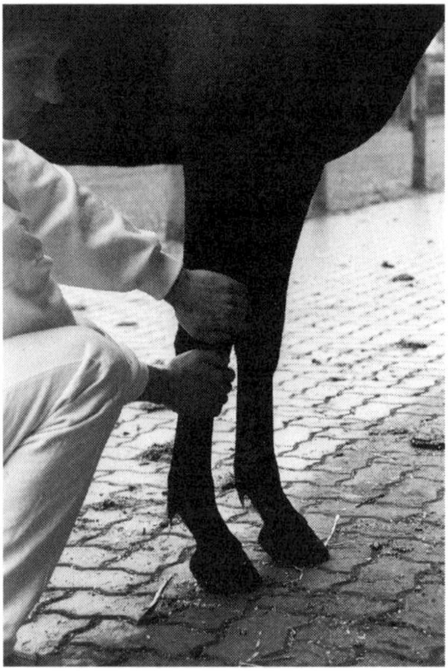

Gerade bei Springpferden ist die Versorgung der Fesseln und Beine vor und nach Turnieren wichtig. Es schützt vor Überanstrengung und regeneriert Muskeln und Sehnen.

Leibes. So bekommt das Ungeborene gleich REIKI mit. Ist das Füllen dann geboren, sollte es ebenfalls täglich für zehn Minuten REIKI erhalten.

Pferde sind an das Zusammensein mit dem Menschen gewöhnt. Die Stute wird dich während des Geburtsvorganges in die Box lassen. Greife wirklich nur dann in den Geburtsvorgang ein, wenn es unumgänglich ist. Du kannst ihr gut den Kopf halten, REIKI geben und sanft mit ihr sprechen.

Ist die Geburt normal verlaufen, bleib noch eine Weile in der Box und stärke Mutter und Kind mit REIKI nach der anstrengenden Arbeit.

Ich habe absichtlich keine Zeichnungen von Tierkörpern in dieses Buch aufgenommen, die dir die Lage der Organe aufzeigen. Laß dich durch deine Hände leiten und durch das, was dir das Tier aufzeigt. Die Arbeit mit Tieren ist noch mehr als mit Menschen eine intuitive Erfahrung.

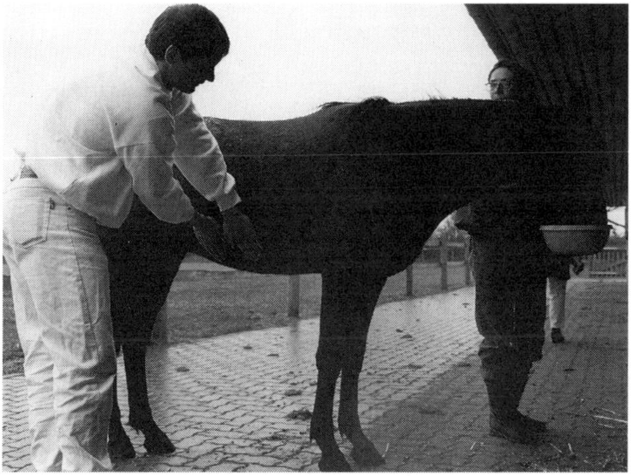

Bei Blähungen eine hervorragende Position

Wie reagieren Tiere auf die REIKI-Einweihung?

Ich mache in meinen Gruppen stets darauf aufmerksam, daß die Tierhalter sich anfänglich auf ein anderes Verhalten ihres Hundes oder ihrer Katze einstellen müssen.

Als ich nach meinem 1.-Grad-Kurs nach Hause kam, war meine Dogge sehr irritiert. Sie kam freudig auf mich zu und blieb kurz vor mir erstaunt stehen. Beschnupperte mich eingehend, ging dann wieder weg, schaute mich an, kam wieder auf mich zu. Nun war ich durch meine Meisterin auch bereits »vorgewarnt«. Erst am zweiten Tag zu Hause kam dann der

Durchbruch. Mein Hund kannte mich überwiegend traurig, krank und bedrückt. Nun war da etwas anderes vorhanden. Mein Gemüt war hell, und aus meinen Händen floß REIKI.

Von vielen Schülern weiß ich, daß gerade Hunde sofort die veränderte Energie wahrnehmen. Manche reagieren irritiert wie meine Dogge, manche wahren anfangs ein wenig Abstand, es gibt aber auch Tiere, die sich buchstäblich vor ihr Herrchen oder Frauchen hinsetzen und mit »offenem Mund« wie ein beeindrucktes Kind das Neue bestaunen.

Sehr verschmuste Katzen können sich nach dem ersten REIKI-Kontakt zurückziehen. Den Tieren ist die Universale Lebensenergie sehr vertraut, sie jedoch bei einem Menschen aktiviert zu sehen und zu fühlen bringt sie ein wenig durcheinander. Das legt sich aber in der Regel schon wenig später.

Für die Tiere in deinem Haushalt ist REIKI an dir völlig neu. Es ist genauso neu auch für die Menschen um dich herum, die deine Veränderung bemerken, damit jedoch noch nicht verstandesmäßig umgehen können. Das Tier hat es viel leichter. Es fühlt REIKI. Hat es das aufgenommen, nimmt es die Energie in ganz natürlicher Weise für sich in Anspruch.

Haben Tiere selbst die REIKI-Einweihung empfangen, bemerkt die Familie es ebenfalls an verändertem Verhalten. Die Tiere werden sanfter und sind stets zur Stelle, wenn REIKI angewandt wird.

In meinem Haus verkehren viele Menschen. Meine Dogge verhielt sich Fremden gegenüber abweisend, mit REIKI war sie ständige Begleiterin meiner Kurse.

Bei meinen Katzen bemerke ich ein Phänomen. Wenn ich am Freitagabend eine Gruppe beginne, haben die Menschen noch kein REIKI. Erst im Verlauf des Abends wird es aktiviert, meine Katzen verhalten sich zurückhaltend, kommen auch nicht in den Gruppenraum. Am nächsten Tag sieht das anders aus. Sobald der Gruppenraum geöffnet ist, sind sie dabei.

Ich erlebe es auch bei REIKI-Treffen. Sind die Katzen im Haus, springen sie auf die REIKI-Liegen und kuscheln sich zurecht, sei es auf dem Bauch, seitlich der Beine oder auch neben dem Kopf. Soll dann gerade diese Stelle mit REIKI betreut werden, bleibt oft nichts anderes üblich, als REIKI durch den Katzenkörper zu geben, was sie dann auch sichtlich genießen.

Ich habe einmal eine Schülerin in der Gruppe gehabt, die eine hochgradige Katzenallergie hatte. Am ersten Abend waren meine Katzen nicht im Haus. Am nächsten Tag kam Kater Heathclift in die Gruppe. Die Frau wurde fast hysterisch. Sie erzählte mir, daß sie nur mit Katzenhaaren auf dem Teppich in Berührung zu kommen braucht, und die Allergie bricht aus. Nun, Katzenhaare lassen sich nicht vermeiden, wenn diese Vierbeiner im Haus sind und freien Zugang zu allen Räumen haben. Die Frau war längst in Berührung mit Katzenhaaren gekommen, wußte es aber nicht. Sie sah den »Dicken«, und es ging los. Mit REIKI war sie schnell wieder ruhig. Der Kater legte sich im Abstand von zwei Metern neben sie, und wollte immer wieder zu ihr. Ich habe das gebremst, um die arme Frau nicht völlig aus dem Lot zu bringen. Bereits am dritten Gruppentag konnte sie die Katzen ruhig ansehen, ohne sofort einen Allergieschub zu erleiden. Ich spürte, wie gern mein REIKI-Kater dieser Frau geholfen hätte, aber es war viel zu früh, ihn tätig werden zu lassen. Intuitiv spürte das Tier die Not der Frau und wollte mit seinem REIKI dazu beitragen, daß ein Heilungsprozeß in Bewegung kam.

Vielleicht mögen skeptische Leser sagen, daß Tiere die Zusammenhänge nicht logisch erfassen können. Das mag sein. Ich beobachte aber gerade viel im Zusammenwirken von Tier und Mensch in meinen Gruppen. Meine Katzen gehen zielsicher auf die Allergiker und die Menschen zu, die keine Katzen mögen. In den meisten Fällen war bereits an diesem einen Wochenende eine Haltungsveränderung bei den Kursteilnehmern zu verzeichnen. Allergiker konnten ohne Schub die Katzen ertragen, »Katzenverächter« begannen verstohlen die Tiere zu streicheln.

Liebe Tierfreunde, denkt nun nicht, daß es Sonderkurse zur Einweihung von Hunden und Katzen bei mir gibt. Es kommt immer wieder einmal vor, daß Kursteilnehmer ihre Tiere nirgendwo unterbringen können und dann diese während des Unterrichts im Auto bleiben müßten. In Abstimmung mit der Gruppe lasse ich sie teilnehmen, sofern sie nicht ständig hin- und herlaufen oder zu viel Unruhe bringen. Bei dieser Gelegenheit kann es vorkommen, daß das begleitende Tier mit in die Einweihung geht.

In einem der letzten Kurse habe ich eine Situation erlebt, die mich schon schmunzeln ließ. Einer meiner Kater war im Haus und lag auf seinem Lieblingsplatz neben dem Einweihungsraum. Eine Teilnehmerin hatte ihre beiden Hunde dabei, und beide schlossen sich ihr an, als sie zur Einweihung ging. Mein Kater bekam das irgendwie mit und baute sich vor den beiden Hunden gewichtig auf. Damit »sperrte« er den Zugang zum Raum. Vielleicht hat er erkannt, daß ihre Zeit noch nicht da war, und wollte das zum Ausdruck bringen. Da meine Katzen nicht auf »Besuchshunde« reagieren, war das schon recht eindeutig, denn es handelte sich um eine 2.-Grad-Einweihung, ohne daß die Tiere vorher selbst die Energie des 1. Grades aufgenommen hätten. Ich selbst habe daran gar nicht gedacht. Erst später fiel es mir ein, daß sich im Sommer die beiden Hundedamen bei dem 1.-Grad-Kurs im Garten aufgehalten hatten.

Schlußwort

Die vorliegenden Geschichten handeln überwiegend von Tieren, die gewöhnlich unseren Alltag begleiten. Ich würde mich sehr freuen, das Buch mit deinen Erlebnissen ergänzen zu können. Vielleicht hast du REIKI-Erfahrungen mit ungewöhnlichen Geschöpfen gemacht und möchtest sie mit vielen Menschen teilen. Dann laß sie mir zukommen, und sobald dieses Buch neu aufgelegt wird, nehme ich deinen Bericht mit auf.

So wünsche ich dir und deinen Tieren viele schöne
Erfahrungen mit REIKI.

Reisen ins Innere der Seele

Chris Vandoni

NEU

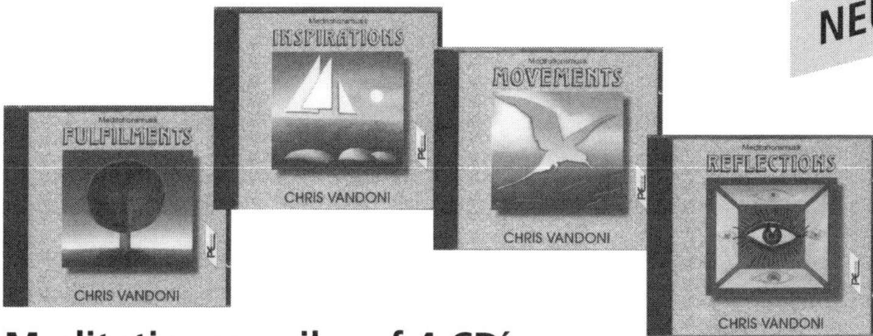

Meditationsmusik auf 4 CD´s

Lassen Sie einfach los! Mit Chris Vandonis sagenhafter vierteiliger Meditationsmusik für die Seele. Schalten Sie ab vom Alltag, vom Streß und tanken Sie seelische Kraft und Ruhe. Feinste Schwingungen tragen Sie in ungeahnte Höhen und beleben Sie mit neuen, heilenden Energien.

4x Meditationsmusik

Fulfilments CD
ISBN 3-8138-0270-1

Movements CD
ISBN 3-8138-0271-X

Reflections CD
ISBN 3-8138-0272-8

Inspirations CD
ISBN 3-8138-0273-6

Bücher aus dem Peter-Erd-Programm finden Sie überall im Buchhandel. Fordern Sie das kostenlose Gesamtverzeichnis an bei:

Verlag Peter Erd · Gaißacher Straße 18 · 81371 München
Telefon (089) 725 30 04, Fax (089) 725 01 41

ISBN 3-8138-0312-0